汉竹●健康爱家系列

妈妈给宝贝做按摩

查炜　主编

汉竹图书微博
http://weibo.com/hanzhutushu

读者热线
400-010-8811

江苏凤凰科学技术出版社
全国百佳图书出版单位

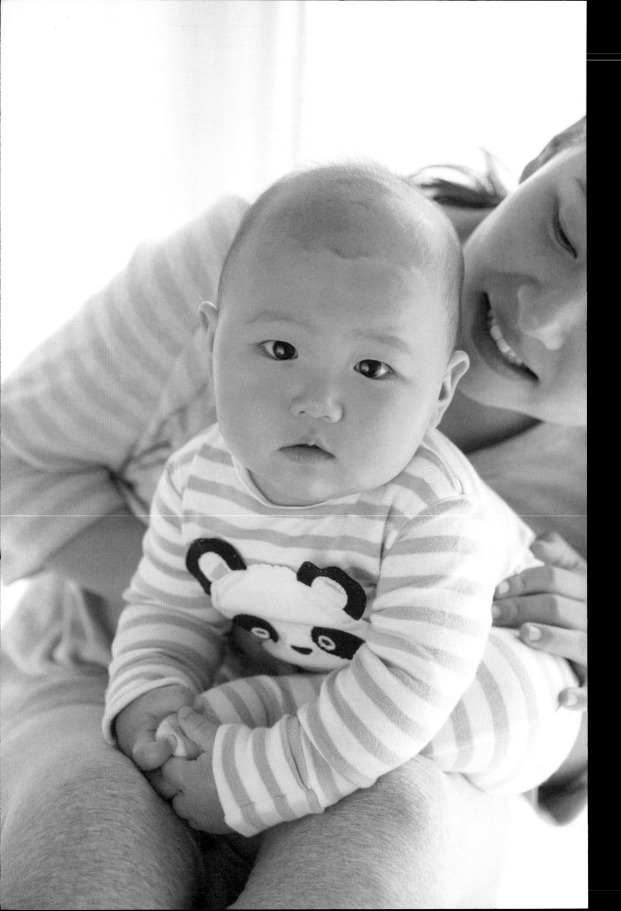

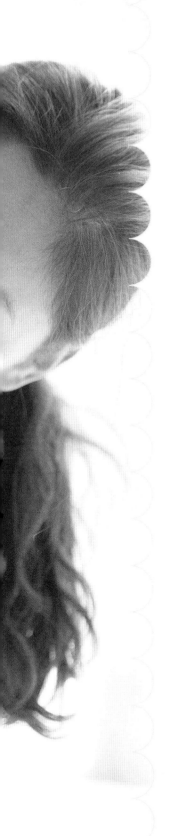

前言

宝宝为什么总是哭闹不停?

宝宝舌苔发白是不是生病了?

宝宝眼角总有眼屎,为什么?

宝宝的很多病症状都差不多,该怎么区分?

宝宝能按摩的穴位很多,关键时候想不起用哪个怎么办?

……

总有一串问题萦绕在新妈妈心头,现在,这本书可以帮你彻底解决这些问题。

看脸、看舌、看二便,听说、听咳、听呼吸……

本书教你如何判断宝宝是否生病,帮助你根据宝宝出现的症状区分常见病,选对治疗方法。多看多听,让你实时掌握宝宝的健康状况。

生病了,找穴位,不用打针、少吃药,揉揉按按就能好。

这本书教你用按摩的方法治疗宝宝的疾病。宝宝总是感冒,脾胃不好,总是腹泻怎么办?通过按摩常常可以手到病除!遇到急症穴位太多记不住,用不上怎么办?不用怕!本书为你提供每种病症紧急时有效的3个特效穴位,穴位记住了,关键时刻才有用武之地。知道穴位,但是找不准,既想按摩,又不敢给宝宝按摩?没关系,本书中既有取穴图又有按摩图,让你一眼就能找到穴位,可以放心给宝宝按摩。更有12个强身健体的处方,从根本上改变宝宝的体质,让宝宝从此身强体壮、不爱生病。

紧急！这样做，宝宝生病不受罪

风寒感冒发热

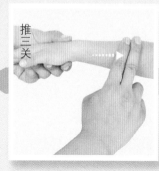
推三关

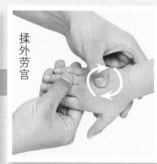
揉外劳宫

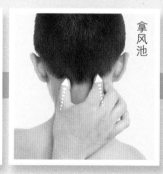
拿风池

风热感冒发热

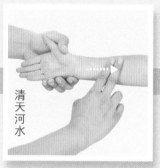
清天河水

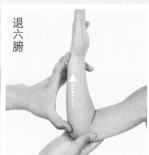
退六腑

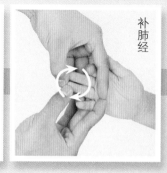
补肺经

咳嗽

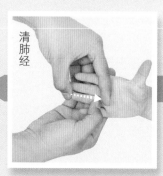
清肺经

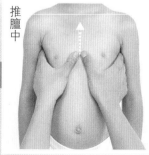
推膻中

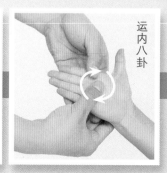
运内八卦

腺样体肥大

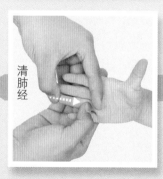
清肺经

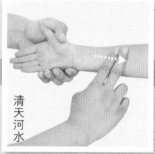
清天河水

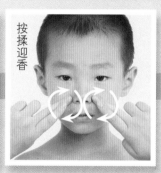
按揉迎香

婴幼儿腹泻

摩腹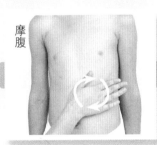

揉脐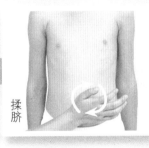

拿肚角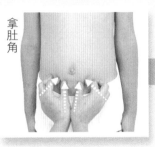

135

便秘

揉膊阳池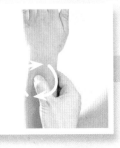

清大肠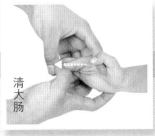

摩腹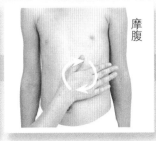

139

积食

揉脐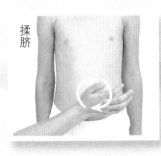

揉板门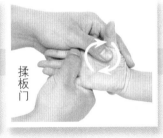

摩腹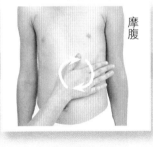

143

牙痛

拿风池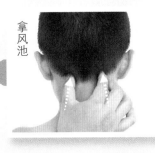

拿合谷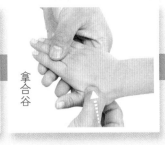

按牙关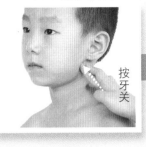

175

幼儿急疹发热

开天门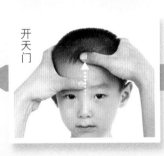

推坎宫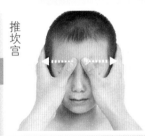

清肺经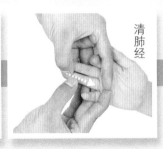

187

目录

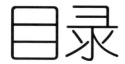

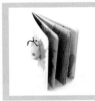

第二章
宝宝身上的
"灵丹妙药" /35

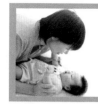

第三章
宝宝常见病，
捏捏按按缓解不适 /93

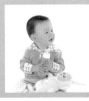

第四章
捏捏按按，
宝宝常见问题轻松解决 /199

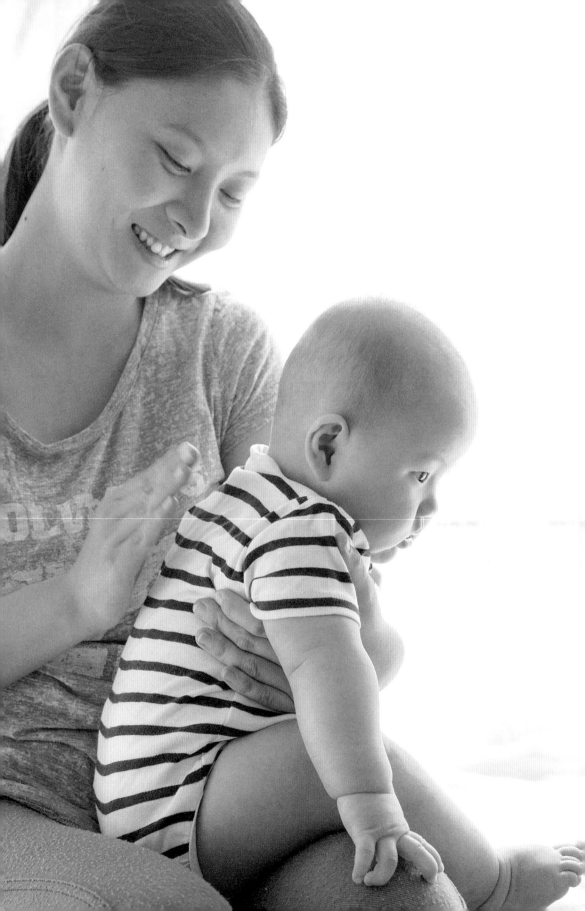

第一章

多看多听，
原来宝宝生病是这样的

小宝宝若是不舒服，只能用哭闹表达自己的痛苦；大一些的宝宝，哪里不舒服，也只能表述个大概。新手妈妈没有经验，宝宝哭闹哄不好，只能干着急。本章将教新妈妈如何通过一些看得见的表现简单判断宝宝到底怎么了。若宝宝发病情况紧急或者比较严重，还是要去医院做相应检查，以免延误病情。

宝宝的哪些表现，一看就是生病了

宝宝哭闹不停

感冒和发热、肠道疾病、心火旺

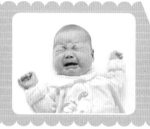

宝宝发蔫儿

疲惫、发热、其他疾病

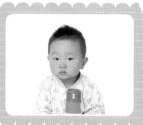

①感冒和发热： 感冒会引起宝宝呼吸道不通畅，全身不舒服，进而宝宝会哭闹不停；发热的同时也会引起宝宝不适，可再根据其他症状判断宝宝病因，给宝宝用推坎宫、退六腑、捏脊等手法退热。

②肠道疾病： 夏秋季是宝宝肠道疾病的高发期。如果宝宝吃的食物引起了腹部不适，夜间就容易出现焦躁、哭闹不停的情况，这时可以触摸宝宝腹部，看看有没有胀气、包块或者是宝宝拒绝触碰的情况，再观察大便是否正常。如果能确定是这些方面的问题，就可以给宝宝做摩腹等按摩来缓解不适。

③心火旺： 夜里宝宝若爱哭闹，不易入睡，这时观察宝宝的舌尖，若舌尖发红，可能是心火旺，可推心经清心火。

①生病后容易发蔫儿： 有些宝宝病好后会发蔫儿，显得很疲惫，这是身体还没有恢复，所以病后也要悉心调养。

②发热： 宝宝如果发热，不蔫儿，精神状态良好，能吃能玩，基本问题不大，比如幼儿急疹出疹前发热。有时发热时宝宝看起来发蔫儿，妈妈要注意。

③其他疾病： 如果发蔫儿，精神状态不好，不爱说话，烦躁，就可能是生病的表现。这是要根据其他症状来判断是什么疾病，比如说伴有拉肚子，大便呈黄水状，就有可能是肠炎；如果发蔫儿，食欲差，没有其他症状，有可能是积食了。

正常时舌柔软，舌质润泽，淡红，舌苔薄白。

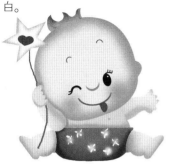

看舌头，宝宝生病早知道

舌质淡白、舌红　　　　舌苔黄腻、白腻　　　　情况复杂、地图舌

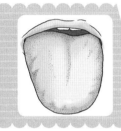

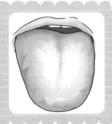

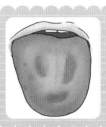

①舌质淡白：说明有些气血亏虚和营养不良，气血亏虚久了会有不爱吃饭的情况，慢慢会影响营养的吸收；也有可能体寒，往往伴有拉肚子、大便稀的情况。

②舌头比较红：尤其是舌尖，这种情况是阴虚火旺，大多是心火旺，常常伴有舌苔黄、小便发黄，白天容易口渴，晚上睡不好觉。可以多给宝宝吃些蔬菜、水果，能清热下火，按摩上多用泻法。

③舌苔黄腻：说明身体里有湿热痰浊；或食积化热，脾火旺。如果湿热较重，宝宝会出现水肿、头痛，按摩可用泻法；如果是食积化热，就要看看宝宝是不是比平时吃得多，可以捏脊化食，给宝宝吃些白粥。

④舌苔白腻：多属寒症，最好不要给宝宝吃寒凉食物，多吃些肉类，平时可以通过晒太阳补阳气。

⑤情况比较复杂，不能单从一个角度来判断宝宝的问题：比如宝宝舌体嫩胖，舌边有齿痕，多是脾肾阳虚，除了多吃健脾补肾的食材外，按摩应多用补法。

⑥地图舌：宝宝舌苔脱落，一般在舌尖、舌中央或者舌的边缘，可能是由于脾胃受损，按摩以补脾胃为主，要注意休息和饮食，悉心调理。

看五官，眼鼻口耳有表现

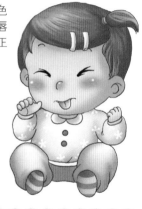

正常情况下宝宝面色红润，双眼有神，唇色红润，牙齿生长正常，耳垂厚而色润。

脸色发青、目光呆滞

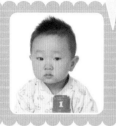

流鼻涕、唇淡白

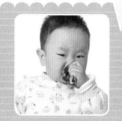

有眼屎、口舌生疮

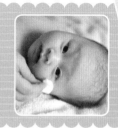

①宝宝脸色发青可能是惊风或抽搐；脸色发黄多为积食、伤食、呕吐；脸色发红可能是伤风；脸色苍白多伴有咳嗽、呕吐、腹泻。

②宝宝目光呆滞，可能是受惊了。很多宝宝睡觉时眼睛不能完全闭合，多半为脾虚，可经常推补脾经；宝宝眼睛发红，说明体内有热；眼睛和眼眶发青，说明肝有实热或者是惊风；眼睛发黄说明脾胃虚弱，消化不良。

③鼻为肺窍，宝宝流清鼻涕、鼻塞，多为风寒感冒；流黄稠鼻涕，多为风热感冒，或感冒长久不好，转而鼻涕黄稠；鼻翼扇动多为肺气壅塞；鼻头发青多为腹痛；发红多为脾肺有热。

④宝宝唇色淡白多气血虚亏；牙齿比正常年龄的宝宝出得晚，多为肾气不足；咽喉发红且伴灰白色假膜而擦不掉，多为白喉；两颊黏膜上有白点，白点有红晕，多为麻疹黏膜斑。

⑤眼角有眼屎，多是因为肝火旺，宝宝容易发脾气，按摩时以清肝火为主，我们常说宝宝肝常有余，可以结合舌头两侧反映肝的区域颜色是否过红来判断宝宝肝火是否过旺。

⑥口舌生疮，如果伴有舌苔发黄、厚腻，说明心火旺，容易出现积食等现象，按摩以清心火为主。

察色，面色不
同病不同

察二阴，湿热
症状早发现

面色发白、发黄、发青、发黑等

尿道发红

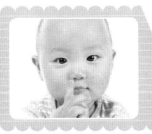

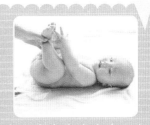

①如果宝宝面色发白，多为寒证、虚证。

②面色发红，多为热证。

③面色发黄，多是因为体虚或体内有湿，也有可能是营养不良造成的贫血。若新生儿面色发黄，也有可能是新生儿黄疸。

④面色发青，寒证、痛证、受惊都有可能。

⑤面色发黑，多为寒证、痛证，或体内有水湿停饮。

⑥山根发青，多为脾气虚、脾胃差。

①男宝宝尿道口发红，发痒，尿不尽，有痛感，是湿热下注。

②女宝宝尿道口红而湿，也是湿热下注的表现。

湿热下注，是指体内的湿热蕴结于三焦中的下焦，下注于膀胱，湿热在肾和膀胱处受阻，导致肾和膀胱气化失常，其表现还有小便频繁、短赤等症状。

辨斑疹，常见皮肤病好区分

观、闻二便，判断是积食还是肠套叠

麻疹、风疹、幼儿急疹等皮肤病

排便多、大便干燥、稀薄等症

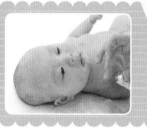

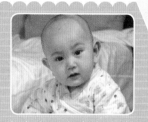

①疹子颜色发红，细小，状如麻粒，先稀后密，先头部、胸部后发于四肢，皮肤潮热、奇痒，干燥后结痂，为麻疹。

②疹子细小，淡红色，比较稀疏，身热，出疹快，好得也快，多为风疹。

③发热3~4天，热退后疹出，疹子细小如麻粒，多为幼儿急疹。

④皮肤潮红，风团形状、大小不同，风团颜色苍白或鲜红，风团退后不留痕迹，瘙痒难忍，多为荨麻疹。

⑤热病后口角周围的小水疱成片出现，水疱溃破处有灼热感，为热疮。

⑥首先出现在头部和躯干，发际、胸背出现得较多，初为斑疹，次为丘疹，再为疱疹，最后结痂，伴有发热及全身症状，疱疹内水液色清，多为水痘。

①如果平时排便较多，而没有其他症状，或大便性状正常，均可视为正常；如果突然较多，要去检查清楚原因。

②如果大便干燥，多为实热或阴虚内热。

③如果大便稀薄，而且夹有不消化的食物，多为内伤乳食；若排便正常，有少许不消化食物，也属正常。

④如果大便呈果酱色，有深红色血水，腹部摸有肿块，多为肠套叠。

⑤若宝宝大便呈蛋花样、豆腐渣样、水样大便，多为肠道疾病。

⑥大便若有明显臭味，多为大肠积热。

看指纹，帮宝宝辨寒热

咳嗽声，外感内伤听声判断

指纹发红、发紫、青紫、紫黑

从咳声及全身症状判断

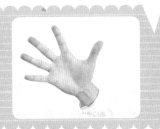

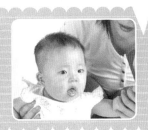

看指纹常用于3岁以内宝宝的诊断。指纹是指在食指掌面拇指侧的浅表静脉。从虎口向指端方向，第一节为风关，第二节为气关，第三节为命关。妈妈用指腹轻轻推几下，指纹便显露出来。正常指纹呈淡紫色，隐隐可见。

①指纹发红，多为寒证，多见于风寒性感冒；指纹发紫，且浮于外，多为风热感冒；指纹发紫，且沉稳，多见于支气管炎；指纹青紫，多为痰湿、食滞；指纹发青，体内多燥；指纹紫黑，则病重。

②从指纹长短来看，指纹出现在风关，病轻；指纹出现在气关，病情加重；指纹出现在命关，病情危重。

注意，若指纹与症状不符合，以症状作为判断标准，指纹只是辅助判断方法。

①咳声重，伴痰清稀，鼻塞涕清，头身疼痛，恶寒不发热或微热，无汗，口不渴，苔薄白，多为外感风寒咳嗽。

②咳嗽声重浊，频繁并伴粗喘声，咳痰不畅，痰色黄稠，发热恶风，出汗，鼻流浊涕，咽喉干痛或痒，口渴，小便黄赤，苔薄黄，多为外感风热型咳嗽。

③久咳干咳，咳嗽无力，咽喉干痒，有痰咳不出、咳声短促或痰中有血丝，常伴有午后颧红潮热，夜间出汗，神情疲惫等症状，多为久咳伤阴。

④咳声低弱，痰液稀薄，汗多怕风，久咳后出现胸口发紧，心尖疼痛，也格外容易感冒，多为肺气虚咳嗽。

⑤咳嗽，气急，喘息喉鸣，憋闷，呼吸困难，多为哮喘咳嗽。

听声音,
清晰响亮
为佳

闻口气,
口臭是积
食或湿热

爱趴着,
可能是伤
食或有虫

肺气不足、风寒束肺　　**积食口臭、湿热口臭**　　　　**伤食、有虫**

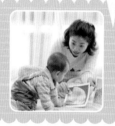

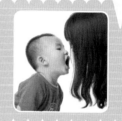

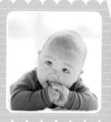

宝宝健康时肺气充实,所以发出声音清晰响亮,语声有力。

①如果宝宝说话低弱,断续无力,多为肺气不足。感冒后风寒束肺,所以语音重浊,并伴有鼻塞。

②如果宝宝声音突然嘶哑、呼吸无力,要小心是否有异物阻塞气管,或发生急性喉炎,应及时去医院诊治。

宝宝健康时并没有口气。

①若口气臭,多为脾胃积热,伤食;若口气酸腐,多为乳食伤食;若口气腥臭,有血腥味,多为血证出血;口气腥臭,咳脓血痰,多为肺热内腐。

②湿热型口臭表现为舌质红、舌苔黄,口臭者的同时,还伴有烦躁和睡不安稳。积食型口臭者舌苔黄腻,与饮食不节、喂养不当有关。这类宝宝长期食欲不佳,面黄消瘦。

当宝宝学会翻身以后,可能经常会趴着睡,这样睡舒服,受到外界刺激较少,也容易睡得熟,睡眠质量高。

①如果宝宝趴着睡的时候翻来翻去的,肚子胀,爱放臭屁,甚至五心烦热,可能是伤食。

②若喜欢趴着睡,睡觉不安宁,肚脐周围痛,爱磨牙,可能是肚里有虫。

③若总喜欢蜷卧,且面带苦恼,多为腹痛。

无故出汗，是气虚自汗

睡觉爱出汗，是阴虚盗汗

爱磨牙，是不是有寄生虫

肺气虚弱、卫阳不固

阴虚盗汗

有虫、白天太兴奋

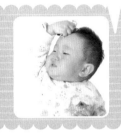

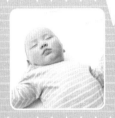

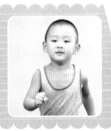

宝宝平时没有活动也会出汗，活动后出汗更厉害，很可能是自汗，由肺气虚弱、卫阳不固引起。除了自汗外，还可能会感觉到气短，怕冷，手脚发凉，而且容易感冒。

宝宝有这种情况，妈妈可以通过补肺经，按揉肺俞、脾俞、足三里、肾顶等方法缓解症状。平时可多吃肉类、蛋类食物，增强营养。

宝宝睡着了容易出汗，睡醒了就不出汗了，就是盗汗。这主要是阴虚引起的，《医略六书·内因门》中提到，"盗汗属阴虚，阴虚则阳必凑之，阳蒸阴分，津液越出，而为盗汗也。"

除了盗汗外，宝宝还会感到口渴，五心烦热，舌红少苔。

宝宝有这种情况，妈妈可通过按揉肾顶、揉二马、补脾经、捏脊、搓涌泉等手法缓解症状。平时多吃养阴生津、补充营养的食物，如小米、牛奶、鸡蛋、苹果等。

宝宝晚上磨牙，4~6岁较多见。如果磨牙时间久了没有治疗，可能会影响牙齿健康。

①大部分磨牙的宝宝还是肠道内有寄生虫，伴有肚子疼、恶心、呕吐等症状。妈妈要及时带宝宝去检查治疗，以免影响宝宝发育和健康。

②白天玩得太兴奋了也可能导致磨牙，可给宝宝补充适量的钙和维生素D。

③宝宝晚饭吃得太多，可能也会引起磨牙，这时候要引导宝宝养成健康的饮食习惯。

给宝宝按摩的基本手法

1.推法

推法通常分直推法、旋推法、分推法和合推法。

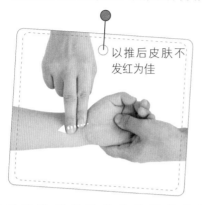

以推后皮肤不发红为佳

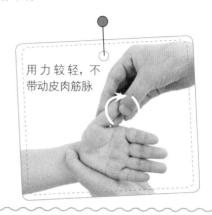

用力较轻，不带动皮肉筋脉

①直推法

用拇指桡侧缘或指腹，或食、中指指腹从穴位上做单方向的直线推动，称为直推法。

此法是小儿按摩常用的手法，常用于"线"状穴位，如开天门、推天柱骨、大肠、三关等。

②旋推法

用拇指指腹在穴位上做顺时针方向的旋转推摩，称旋推法。

推时仅靠拇指小幅度运动。此法主要用于手部"面状"穴位，如旋推脾经、肺经、肾经等。

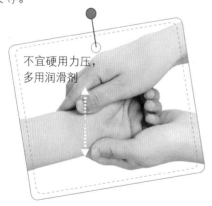

不宜硬用力压，多用润滑剂

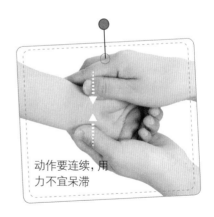

动作要连续，用力不宜呆滞

③分推法

用双手拇指桡侧缘或指腹自穴位中间向两旁做分向推动，称分推法。

此法轻快柔和，能分利气血，适用于坎宫、大横纹、腹等线状穴。

④合推法

用两拇指指腹自线状穴的两端向穴中推动合拢，称为合推法。

此法能和阴阳、和气血，适用于大横纹、腕背横纹等线状穴。

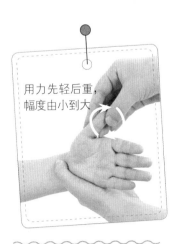

用力先轻后重，幅度由小到大

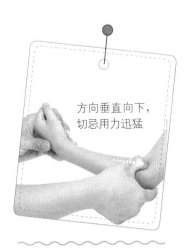

方向垂直向下，切忌用力迅猛

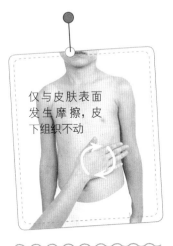

仅与皮肤表面发生摩擦，皮下组织不动

2. 揉法

用手掌大鱼际、掌根部分或手指指腹，在某个部位或穴位上轻柔地回旋揉动，称为揉法。

此法轻柔缓和，刺激量小，适用于全身各部。常用于脘腹胀痛、胸闷胁痛、便秘及腹泻等肠胃道疾患，以及因外伤引起的红肿疼痛等症。具有宽胸理气、消积导滞、活血祛瘀、消肿止痛的作用。

3. 按法

用拇指指端或指腹或掌心按压在穴位上，并施以适当的压力即可。

操作时着力部位要紧贴体表，不可移动；用力要由轻而重，不可用暴力猛然按压。此法具有放松肌肉、开通闭塞、活血止痛的作用。腹泻、便秘、头痛、肢体酸痛麻木等病症常用此法治疗。

4. 摩法

用手掌掌面或食、中、无名指指面附着于一定部位上，以腕关节连同前臂做环形的有节律的抚摩，称为摩法。

本法刺激小、轻柔缓和，是胸腹、胁肋部常用手法。用以治疗脘腹疼痛、食积胀满、气滞及胸胁迸伤等症。具有和中理气、消积导滞、调节肠胃蠕动的功能。

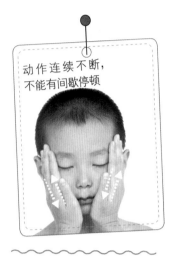

动作连续不断，不能有间歇停顿

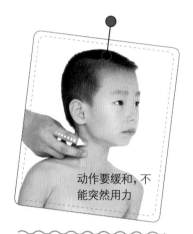

动作要缓和，不能突然用力

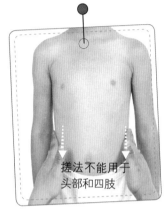

搓法不能用于头部和四肢

5. 擦法

用手掌的大鱼际、掌根或小鱼际着力于一定部位，进行来回的直线摩擦，称为擦法。

操作时用力要稳，动作要均匀连续；呼吸自然，不可屏气。此法是一种柔和温热的刺激，具有温经通络、行气活血、消肿止痛、健脾和胃等作用，尤以活血祛瘀的作用更强。常用于治疗内脏虚损及气血功能失常的病症。

6. 拿法

用拇指、食指和中指，或用拇指和另外四指对称用力，提拿一定部位和穴位，进行一紧一松的拿捏，称为拿法。

拿法动作要缓和而有连贯性，不要断断续续；用力要由轻到重，不可突然用力。能发汗解表、止惊定搐，也可以治疗风寒、感冒、惊风等。

7. 搓法

用双手的掌面夹住一定部分，相对用力做快速的搓、转或搓摩，并同时做上下往返移动，称为搓法。

双手用力要对称，搓动要快，移动要慢。此法适用于腰背、胁肋及四肢部。一般常作为按摩治疗的结束手法。具有调和气血、舒松脉络、放松肌肉的作用。

小儿复式按摩手法

小儿复式按摩手法是在基本手法的基础上，将两种或两种以上的手法组合在一起操作的成套手法。这些复式手法都有各自的操作部位、程序和特定的名称，也是小儿按摩中所特有的操作手法。

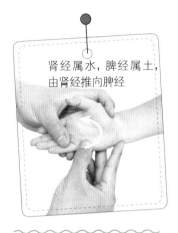

肾经属水，脾经属土，由肾经推向脾经

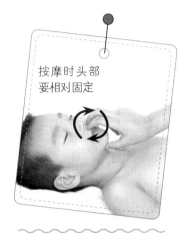

按摩时头部要相对固定

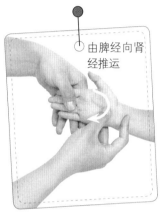

由脾经向肾经推运

运水入土

按摩方法： 左手拿住宝宝四指，掌心向上，右手大指端由宝宝小指根推运起，经过掌小横纹、小天心到大指根止。操作50~100次。

临床应用： 常用于久病、虚证，如因脾胃虚弱引起的消化不良、食欲不振、便秘、疳积、泻痢等症。

功效主治： 健脾助运，润燥通便。主治泻痢、疳积、消化不良、便秘等。

黄蜂入洞

按摩方法： 用食、中两指指端在两鼻孔下缘揉动50~100次。

临床应用： 常用于外感风寒的发热无汗及急慢性鼻炎的鼻塞、呼吸不畅等症状。

功效主治： 开肺窍，通鼻息，发汗解表。主治鼻塞不通、发热无汗。

运土入水

按摩方法： 左手拿住宝宝四指，掌心向上，右手大指端由宝宝大指根推运起，经小天心、掌小横纹到小指根止。操作50~100次。

临床应用： 常用于新病、实证，如因湿热内蕴而引起的小腹胀满、小便频数、赤涩等。

功效主治： 利尿，清湿热，滋补肾水。主治小便赤涩、频数，小腹胀满等。

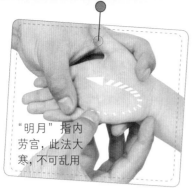

"明月"指内劳宫，此法大寒，不可乱用

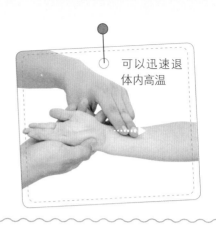

可以迅速退体内高温

水底捞明月

按摩方法：掌心向上，用拇指端蘸水由小指根经掌小横纹、小天心推运至内劳宫，边推运边吹凉气，叫作水底捞明月。操作 50~100 次。

临床应用：临床上主治高热大热，对于高热烦躁、神昏谵语，尤为适宜邪入营血的各类高热实证。

功效主治：此法大寒，清热凉血，宁心除烦。主治高热、烦躁，神昏谵语。

打马过天河

按摩方法：用食、中二指指面蘸凉水，由总筋起，弹打至曲泽，边弹边打吹凉气，称打马过天河，又称打马过河。操作10~20 遍。

临床应用：治疗高热、神昏，多与退六腑、推脊、拿风池、推率谷等方法同用。

功效主治：打马过天河，性大寒，主治一切实热证，如高热、神昏等。

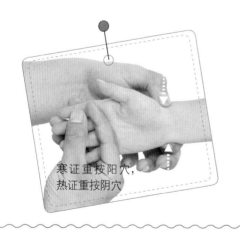

寒证重按阳穴，热证重按阴穴

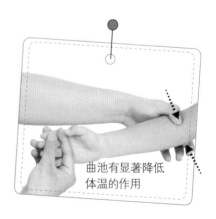

曲池有显著降低体温的作用

二龙戏珠

按摩方法：以右手拿宝宝食指、无名指端，左手按揑阴穴、阳穴，往上按揑至曲池；最后左手揑拿阴穴、阳穴处，右手拿揑宝宝食指、无名指并摇动之。

临床应用：治疗发热、恶寒，惊风，抽搐，多配合其他方法使用。

功效主治：本法性温，能温和表里、平惊止搐。主治寒热不和、惊风、抽搐等。

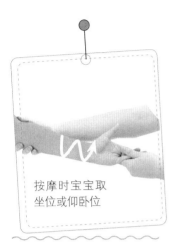

按摩时宝宝取
坐位或仰卧位

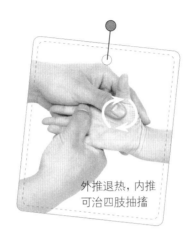

外推退热,内推
可治四肢抽搐

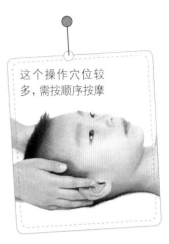

这个操作穴位较
多,需按顺序按摩

双龙摆尾

按摩方法: 右手托宝
宝肘处,左手拿宝宝食、
小二指,往下扯摇 20 下。

临床应用: 临床主要
用于治疗二便闭结。治疗
便秘、肠梗阻,可配合补
脾经、清大肠、摩腹、揉脐、
揉龟尾、推下七节骨等;治
疗尿少、尿潴留,多配合
补肺经、补肾经、推箕门、
擦八髎等。

功效主治: 开通闭结。
主治便秘、肠梗阻、尿少、
尿潴留等。

龙入虎口

按摩方法: 右手托宝
宝掌背,左手叉入虎口,
用大拇指推或揉宝宝板门
处 50~100 次。

临床应用: 治疗感冒、
发热,多配合开天门、运
太阳、拿风池、清肺经等
方法;治疗呕吐、腹泻,多
配合清补脾土、推胃经、
推膻中、摩腹、推七节骨
等方法,以加强疗效。

功效主治: 本法性温,
能祛风解表,健脾和胃。
主治发热、吐泻等。

双凤展翅

按摩方法: 用双手食、
中指夹住宝宝两耳向上提
几次后,再掐按眉心、太
阳、听会、牙关、人中、承
浆等穴,每穴 5~10 次。

临床应用: 多配合清
肺经、推三关、推膻中、按
揉肺俞、开天门、运太阳
等方法,以增强疗效。

功效主治: 本法可以
温肺经、祛风寒、止咳嗽。
主治风寒咳嗽。

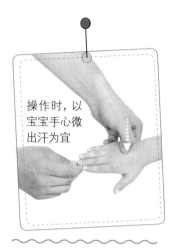

操作时，以宝宝手心微出汗为宜

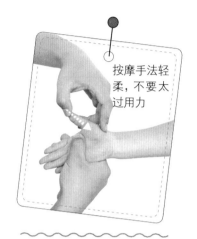

按摩手法轻柔，不要太过用力

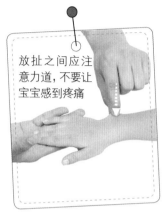

放扯之间应注意力道，不要让宝宝感到疼痛

丹凤摇尾

按摩方法：左手拇食二指按捏宝宝内、外劳宫处，右手先掐中指端，然后拿中指摇动。

临床应用：多配合清肝经、清心经、掐揉小天心、掐揉总筋等方法，以增强疗效。

功效主治：本法能镇惊安神。主治惊风、夜啼等。

孤雁游飞

按摩方法：左手拇指自宝宝脾经推起，经胃经、三关、六腑、劳宫等穴，还转至脾经止。操作5~10遍。

临床应用：配合补脾土、龙入虎口、摩腹、捏脊等方法，以提高疗效。

功效主治：本法能和气血、健脾胃。主治疳积、佝偻病、营养不良、虚胀等。

猿猴摘果

按摩方法：用左手拇、食二指捏腕背横纹尺侧上皮，一扯一放，反复多次。

临床应用：治疗食积、寒痰、咳嗽、解表，多配合其他按摩方法使用。

功效主治：本法性温，可以化寒痰、健脾胃。主治食积、寒痰、发热恶寒等。

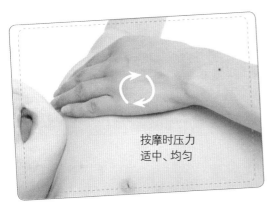

按摩时压力
适中、均匀

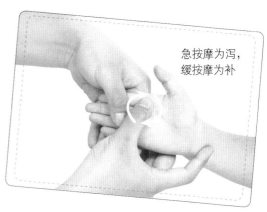

急按摩为泻，
缓按摩为补

"肉动皮不动"这种力度最有效

揉法是给宝宝按摩时最常用的手法之一，有初学按摩的妈妈说不太敢给宝宝按摩，因为不知道该用多大的力度。在用揉法的时候要轻快柔和，均匀深透，力道可以比推法稍微重一点。

有一个形象的说法，就是"肉动皮不动"，妈妈的手紧贴皮肤，要有"吸定"的感觉，揉动的是皮肤里的肌肉，而不是皮肤表面。如果只是按揉表面，即"皮动肉不动"，就是擦法，经验不够的话可能会擦伤皮肤。

揉法的一般速度在120~160次/分钟。

"虚补实泻"，按摩手法大不同

妈妈在给宝宝按摩的时候，要注意按摩手法的补泻作用。一般来说，顺时针、向上的、轻、缓的手法为补法，逆时针、向下的、重、急的手法为泻法。

如果根据手法的动作方向与经络走行方向的关系来看，那么顺着经络方向按摩为补法，逆着经络方向按摩为泻法。

如果只针对手部的脾、肝、心、肺、肾五穴，按摩补泻多以旋推为补，向指根方向直推为泻。

手法速度快慢也与补泻有关，如急按摩为泻，缓按摩为补。

治疗时，虚则补，实则泻；虚中夹实先补后泻；实中夹虚，先泻后补，随证施用。

按摩优先选左手，全身按摩有顺序

6岁以内按摩最有效

头、胸腹、下肢依次按摩

6岁以上按摩可配合其他方法共同治疗

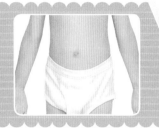

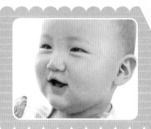

①给宝宝按摩时，一般先头面，次上肢，然后是胸腹腰背，最后是下肢。也可以先按摩重点穴位，再按摩一般穴位。或先按摩主穴，再按摩配穴。

②拿法、掐法、捏法、捣法等，对宝宝的刺激比较大，除了急救以外，最好放在按摩的最后操作，以免宝宝哭闹，导致其他手法不能继续进行。也可以在做这些手法的过程中给予轻手法的安抚。

③给宝宝按摩手法的时间长短、力度轻重，要根据病情、体质而定。

④推法和揉法用得较多，摩法的时间比较长，掐法、按法则讲究重、少、快。

⑤如果只按摩一侧手部的穴位，不论男宝宝女宝宝，均优先选左手。

①小儿按摩适用于6周岁以内的宝宝，尤其是3周岁以内的婴幼儿最适合。年龄越小的宝宝，按摩的次数越要相对少一些，按摩的力度也要相对轻一些。

②超过6岁的宝宝按摩也会有效果，但如果有必要，配合其他治疗方法进行更好。

宝宝不配合怎么办

按摩时间要在20分钟内

做些有趣的事吸引宝宝爱上按摩

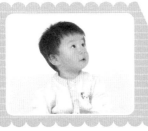

按摩时间根据实际情况、体质决定

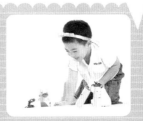

很多宝宝不太配合妈妈的按摩,他觉得痒或痛就会避开,或哭闹。可以让宝宝做些感兴趣的事,比如说看动画片,或玩一会喜欢的玩具,这时候再按摩就不会太抗拒了。有的妈妈在陪宝宝玩的过程中就能做按摩,宝宝认为妈妈是在陪他玩。时间久了,宝宝会喜欢上按摩,他觉得按摩很舒服,甚至主动要求妈妈给其按摩。此外,如果宝宝特别抗拒,也可以等到他入睡后再按摩。

其实,无论用什么方法,目的是为了坚持给宝宝做按摩,如果中间没有坚持,可能效果就会大打折扣。所以一定要想尽办法坚持哦!

①一般情况下,1岁以内的宝宝,按摩时间在5~10分钟;1~3岁的宝宝时间可以稍长一些,在10~15分钟;3岁以上的宝宝可以再延长一些。

②如果病情比较严重,可以按摩20分钟左右,当然也要根据每个宝宝的实际情况、体质来调整时间。

③如果是保健按摩,每次可以在20分钟左右。按摩虽然能在短时间缓解宝宝病痛,但要治愈或达到保健,需要较长时间。如有必要,一定要和药物共同使用,不要延误病情。

清晨、睡前最适合按摩

给宝宝按摩要用介质

过饱、过饥时不要按摩

根据体质选择介质

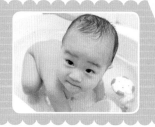

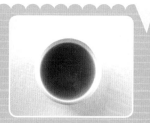

①清晨醒来、睡前以及洗澡后是最适合按摩的时候，宝宝的情绪也比较稳定，可能会配合妈妈做按摩。像捏脊，就很适合在清晨醒来时进行。

②其他时间也可以给宝宝做按摩，不过要注意，给宝宝按摩时不要选在过饥或过饱时。过饥按摩可能会引起宝宝哭闹，过饱可能会导致宝宝呕吐，所以喂奶或宝宝吃饭以后，不要马上给宝宝做按摩。

③如果没有特殊要求，每天给宝宝按摩1次就可以，急症、重症也可以每天按摩2~3次；慢性疾病可以隔1天按摩1次。

宝宝的肌肤较嫩，所以在按摩时还是要借助一些适当的介质。根据病情不同，季节的变化，配合不同的介质。

①一般四季都能用的介质有滑石粉、葱姜水、麻油等。

②根据不同的病情选用介质，比如寒证蘸葱姜汁按摩，能散寒解表、疏通经络，热证可以用蛋清加麻油。

③使用适当的介质，既能提高按摩的治疗效果，又能防止按摩时擦伤宝宝的皮肤。

给宝宝按摩时要注意

哪些疾病最适合用按摩

双手清洁温暖，对症按摩

危急重症不宜按摩治疗

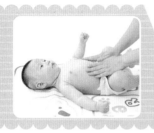

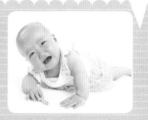

①给宝宝按摩时，要选择避风、避强光和噪声少的房间，室内保持清净、整洁，空气清新，温度适宜。

②按摩时妈妈要保持双手清洁温暖，妈妈的指甲要常修剪。

③施行手法时要注意宝宝的体位姿势，原则上以使宝宝舒适为度，并能消除其恐惧感。

④给宝宝按摩治疗前，要先有明确的诊断。如果不能确定，请到医院确认病情。小儿疾病，瞬息万变，尤其是急性病症，更是如此，不要延误了治疗时间。

①适合用按摩来治疗的病症有，腹泻、疳积、便秘、呃逆、脱肛、遗尿、惊风、夜啼、咳嗽、佝偻病、斜颈、桡骨头半脱位、小儿麻痹后遗症、脑瘫等。按摩后会有较好效果。

②当宝宝患有骨折、皮肤破损、溃疡、出血、结核病、传染性疾病、癌症及危重证候等时，不适合做按摩。

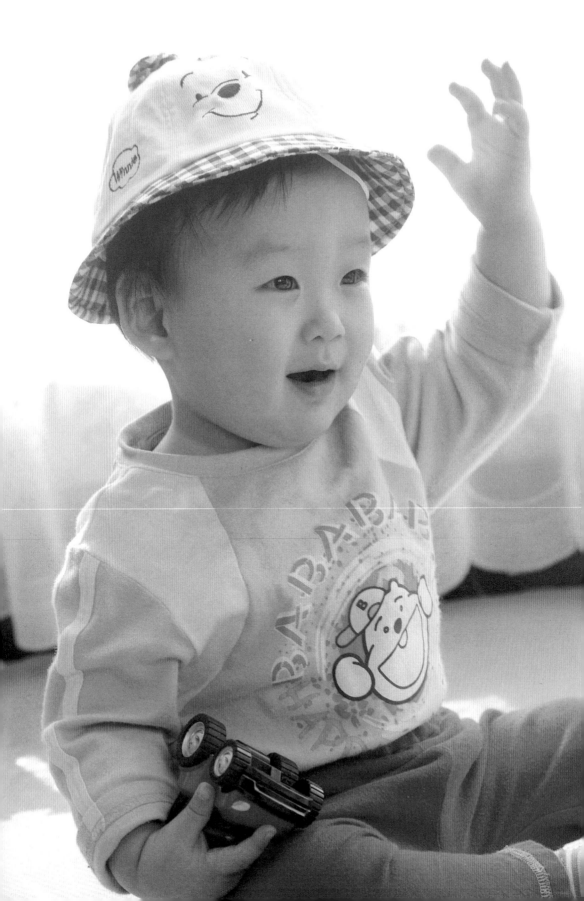

第二章

宝宝身上的
"灵丹妙药"

小儿按摩穴位，除可参考成人的经穴和奇穴外，还有一些根据小儿生理、病理特点归纳出的特定穴位，多分布在经气相对活跃的四肢的肘、膝关节以下，尤其是手掌与手背部位，就如古人所说，"小儿百脉汇于两掌"。这些穴位从经穴的点状进而发展成线状和面状，多根据脏腑名称、人体部位、五行学说、作用功能、山川河流、建筑物体、动物名称、哲学名词命名。

小儿按摩穴位有 200 个之多。这里，我们仅介绍部分最常用的小儿按摩特效穴位。

头面颈项部穴位及按摩手法

1. 开天门：镇静安神退热快

功效主治：镇惊安神，醒脑祛风。主治外感发热、头痛、感冒、精神萎靡、惊惕不安、惊风、呕吐等。

定位：两眉中间（印堂）至前发际正中的一条直线，也就是额头的正中线。

按摩方法：两手拇指自下而上交替直推天门 30~50 次，叫作开天门。

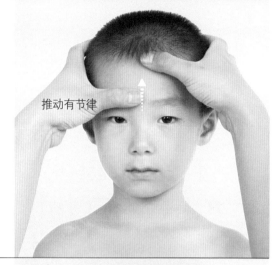

推动有节律

2. 揉印堂：外感发热好得快

功效主治：安神镇惊，明目通窍。主治感冒、头痛、惊风、抽搐、近视、斜视、鼻塞等。

定位：前正中线上，两眉头连线的中点处。

按摩方法：用拇指指甲掐印堂 3~5 次，叫作掐印堂；用指端按揉印堂 30~50 次，叫作按揉印堂。宝宝火气较大的时候，按揉印堂，印堂处会出痧，或出现大片红色。

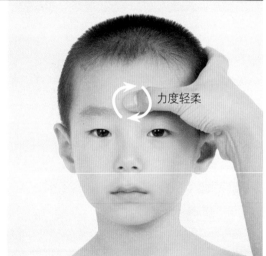

力度轻柔

3. 揉天心（额中）：安神醒脑离不了

功效主治：安神醒脑，明目通窍。主治头昏、头痛、眩晕、失眠、鼻炎、鼻窦炎等。

定位：印堂上额正中处。

按摩方法：用中指指端按揉天心 30~50 次，叫作揉天心。宝宝感觉鼻塞的时候，可以掐揉天心，能有所缓解。

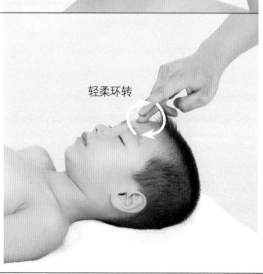

轻柔环转

扫一扫 看视频

头部穴位及按摩方法

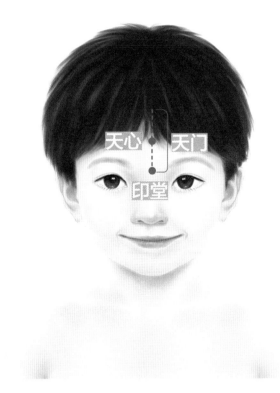

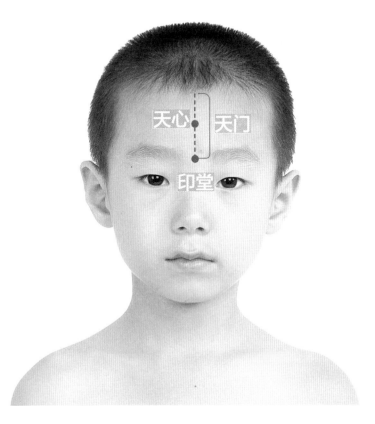

4. 推坎宫：惊风头痛好得快

功效主治：疏风解表，醒神明目。主治外感发热、头痛、目赤痛、惊风、近视、斜视等。

定位：自眉心起沿眉向眉梢成一横线。

按摩方法：用两拇指螺纹面自眉头向眉梢分推坎宫50次，叫作推坎宫。宝宝平时内火大，眼屎重，可以给他按摩这个穴位。

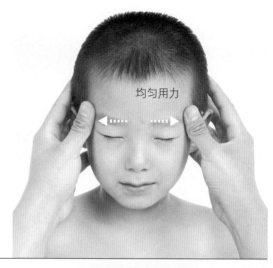

均匀用力

5. 揉太阳：赶走感冒有神效

功效主治：醒脑开窍，安神止痛，明目祛风。主治发热、头痛、头晕、惊风、近视、斜视等。

定位：眉梢后凹陷处，左右各一穴。

按摩方法：两拇指自前向后直推太阳50次，叫作推太阳；用中指指端揉太阳50次，叫作揉太阳，也叫运太阳。日常保健中，按揉太阳能预防感冒。如果宝宝发热，可重按太阳，发汗解表。

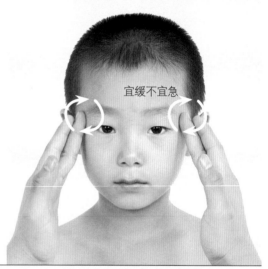

宜缓不宜急

6. 按揉睛明：眼睛肿痛不再来

功效主治：明目止痛。主治头痛、目赤肿痛、弱视、近视、斜视、色盲等。

定位：目内眦旁0.1寸，左右各一穴。

按摩方法：用拇指指端按揉睛明（向眼睛内上方点揉）10~20次，叫作按揉睛明。宝宝闭上双眼，轻轻按揉宝宝的睛明，以宝宝感觉有酸胀感为度。

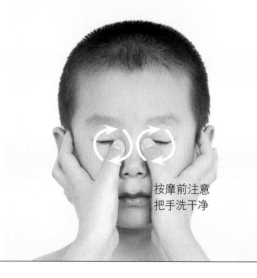

按摩前注意把手洗干净

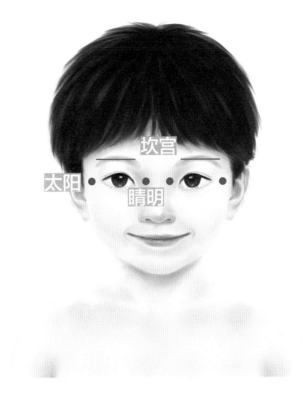

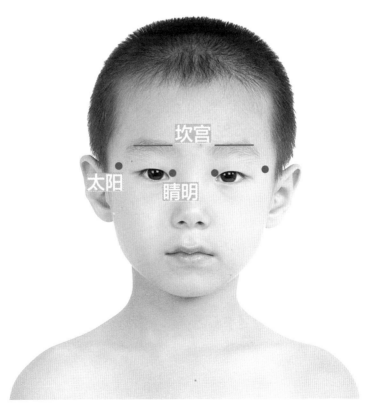

7. 掐准头（鼻准、素髎）：帮宝宝摆脱慢惊风

功效主治：解表镇惊。主治外感、慢惊风等。

定位：鼻头尖端正中。

按摩方法：用拇指指甲掐准头 3~5 次，叫作掐准头。小一点的宝宝可能会觉得痛，妈妈可以边掐按边按揉，以缓解宝宝疼痛。

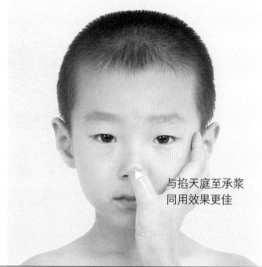

与掐天庭至承浆同用效果更佳

8. 按揉迎香：让宝宝远离鼻炎、鼻塞

功效主治：疏风解表，通窍止痛。主治感冒、头痛、鼻塞、鼻炎、鼻出血等。

定位：鼻翼外缘中点，旁开 0.5 寸，当鼻唇沟中，左右各一穴。

按摩方法：用中指指端按揉迎香 30~50 次，叫作按揉迎香。尤其是宝宝鼻塞时，可用食指帮宝宝来回快速推擦鼻翼两侧，能有效缓解症状。

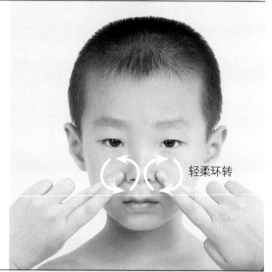

轻柔环转

9. 掐人中：开窍止痉有特效

功效主治：镇惊安神，开窍止痉。主治昏厥、急惊风、抽搐、唇动等。

定位：位于人中沟中，人中沟上 1/3 与下 2/3 交界处。

按摩方法：用拇指指甲掐人中 3~5 次，或至掐醒为止，叫作掐人中。小儿惊厥可掐人中，但要及时就诊，分析惊厥原因，对症治疗。

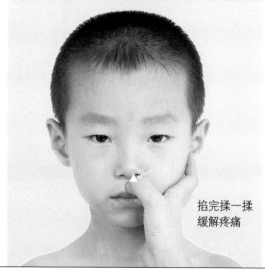

掐完揉一揉缓解疼痛

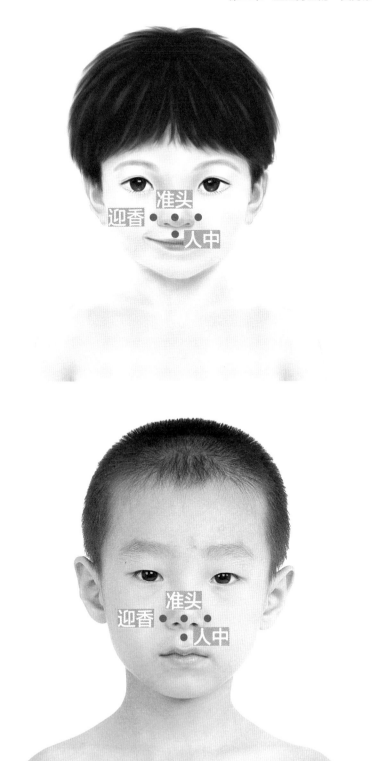

10. 按揉四白：按按揉揉视力好

功效主治： 明目止痛。主治目赤肿痛、近视、斜视、头痛等。

定位： 目正视，瞳孔直下，当眶下孔凹陷中，左右各一穴。

按摩方法： 用拇指指端按揉四白 10~20 次，叫作按揉四白。每次按揉到宝宝感觉酸胀为佳，对近视、弱视等眼部问题有效。

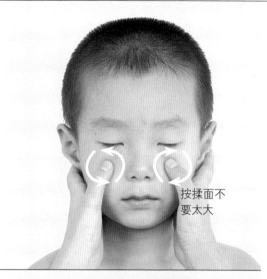

按揉面不要太大

11. 按揉耳门（风门）：保护耳朵需要它

功效主治： 镇惊止痛，聪耳安神。主治惊风抽搐、口眼歪斜、耳鸣、耳聋、牙痛、口渴、面痛、烦躁等。

定位： 在两耳屏上切迹之前方与下颌状突稍上方之凹陷处。

按摩方法： 用食指或中指指端按揉耳门 20~30 次，叫作按揉耳门。这种手法主要是针对耳部疾病。

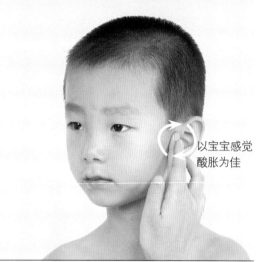

以宝宝感觉酸胀为佳

12. 按牙关：矫正口眼歪斜

功效主治： 通关开窍。主治牙关紧闭、口眼歪斜等。

定位： 耳下 1 寸，下颌骨陷中，左右各一穴。

按摩方法： 用拇指指端按牙关 10 次左右，叫作按牙关；以中指指端揉牙关 50 次左右，叫作揉牙关。小儿牙关紧闭时通常选择按牙关，有开窍作用；口眼歪斜选择揉牙关，能疏风止痛。

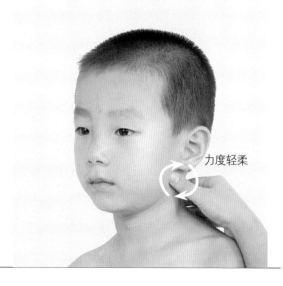

力度轻柔

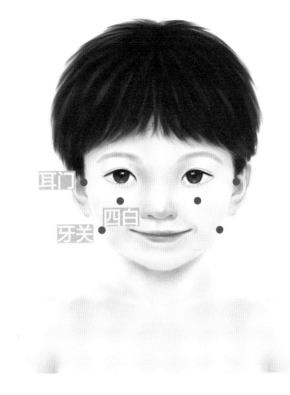

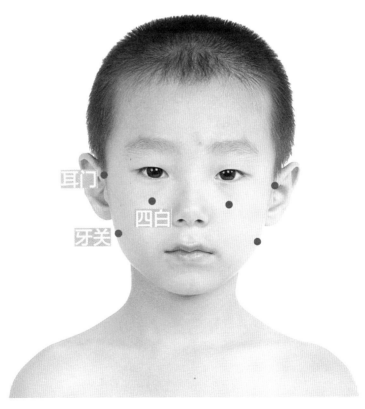

13. 掐承浆：让宝宝不再"流口水"

功效主治：镇惊安神，止涎止痛。主治惊风抽搐、流口水、口歪、齿龈肿痛、暴喑、癫狂等。

定位：颏唇沟的中点。

按摩方法：用拇指指端按揉承浆 30~50 次，叫作按揉承浆；用拇指指甲掐承浆 5~10 次，叫作掐承浆。如果宝宝出牙比较晚或者比较慢，也可将掐承浆结合按牙关、按揉合谷一起操作。

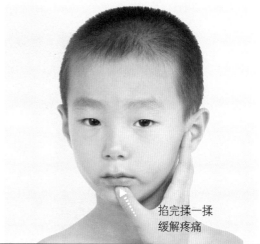

掐完揉一揉
缓解疼痛

14. 揉天突：让宝宝快速止咳

功效主治：宣肺利咽，定喘止呃。主治咳嗽、气喘、胸痛、咽喉肿痛、呃逆等。

定位：胸骨上窝正中。

按摩方法：用中指指端按揉天突 30~50 次，称为揉天突。咳嗽痰多、气喘的宝宝可以尝试此手法。

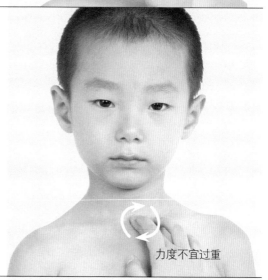

力度不宜过重

15. 按揉百会：让宝宝摆脱遗尿

功效主治：镇惊安神，升阳举陷。主治头痛、脱肛、惊风、久泻、遗尿等。

定位：前发际正中直上 5 寸。耳尖直上，头顶正中。

按摩方法：用拇指螺纹面按揉百会 100~300 次，叫作按揉百会。这种手法适合囟门已经闭合的宝宝；囟门没有闭合时，妈妈可以用搓热的手慢慢温热百会。

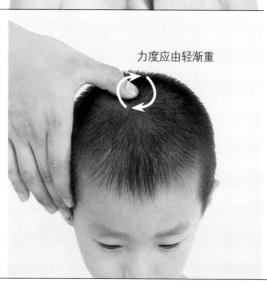

力度应由轻渐重

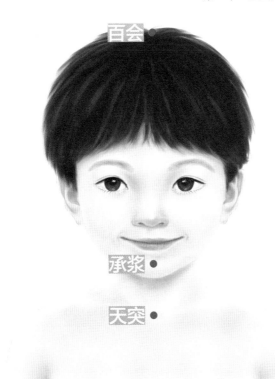

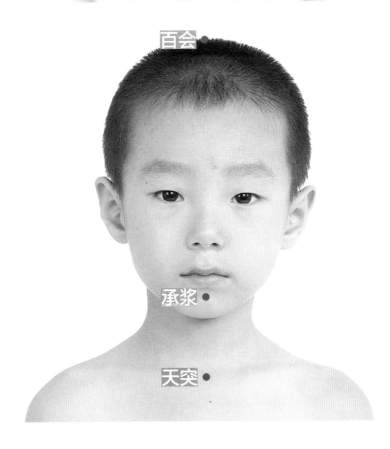

16. 拿风池：宝宝感冒好得快

功效主治：祛风解表，通络止痛，明目。主治头痛、感冒、发热、颈项强痛、目眩、近视等。

定位：位于枕外隆突下，胸锁乳突肌与斜方肌之间的凹陷中，左右各一穴。

按摩方法：用拇指和食、中指螺纹面相对用力拿风池5~10次，叫作拿风池。大人如果是着凉、头痛、感冒，也可以用这个手法缓解。

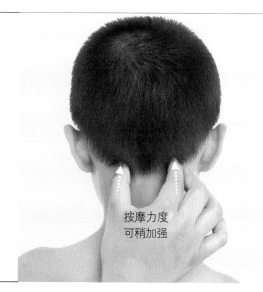

按摩力度可稍加强

17. 推运耳后高骨：宝宝头痛不用怕

功效主治：祛风解表，镇惊安神。主治感冒、发热、头痛、烦躁不安、惊风等。

定位：两侧耳后入发际高处。

按摩方法：用拇指揉耳后高骨下凹陷中50~100次，叫作揉耳后高骨；或用两拇指分别推运耳后高骨处50~100次，叫作推运耳后高骨。

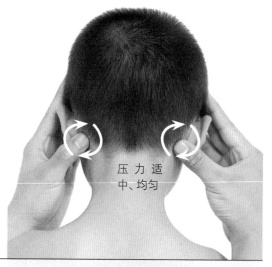

压力适中、均匀

18. 推天柱骨：治疗呕吐有方法

功效主治：祛风散寒，降逆止呕，镇惊利咽。主治呕恶、项强、发热、惊风、咽痛等症。

定位：颈后发际正中至大椎穴成一直线。

按摩方法：用拇指或食中指自上向下直推天柱骨100~500次，叫作推大柱。或用汤匙边蘸水自上向下刮天柱骨，刮至皮下轻度瘀血即可。推天柱对治呕吐、恶心比较有效。

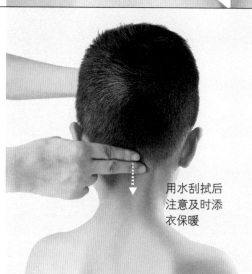

用水刮拭后注意及时添衣保暖

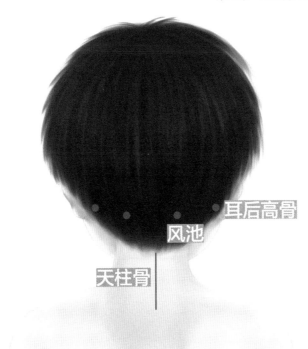

耳后高骨
风池
天柱骨

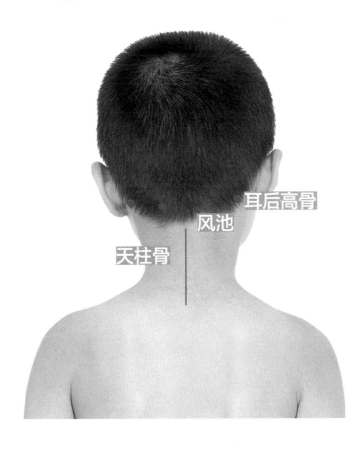

耳后高骨
风池
天柱骨

胸腹部特效穴位

19.揉乳根：解除胸闷困扰

功效主治： 宽胸理气，止咳化痰，降逆止呕。主治胸闷、咳嗽、痰鸣等。

定位： 乳下 0.2 寸，左右各一穴。

按摩方法： 用拇指指端揉 20~50 次，叫作揉乳根。

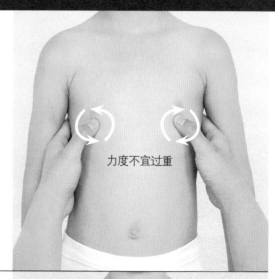

力度不宜过重

20.揉乳旁：降逆止呕最有效

功效主治： 理气宽胸，化痰止咳，降逆止呕。主治胸闷、咳嗽、痰鸣、呕吐等。

定位： 乳外旁开 0.2 寸，左右各一穴。

按摩方法： 用拇指指端揉乳旁 20~50 次，叫做揉乳旁。常与按揉膻中一起使用。

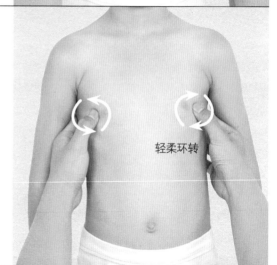

轻柔环转

21.按揉膻中：快速止咳平喘

功效主治： 理气宽胸，止咳化痰，降逆止呕。主治咳嗽、气喘、胸痛、呕吐、呃逆、伤食等。

定位： 前正中线上，两乳头连线的中点处。

按摩方法： 用食、中二指螺纹面沿胸骨向上推 100~200 次，叫作推上膻中；若向下推 100~200 次，叫作推下膻中；用两手拇指桡侧缘自膻中向两侧分推至乳头下 100~200 次，叫作分推膻中；用中指指端按揉膻中，叫作按揉膻中。

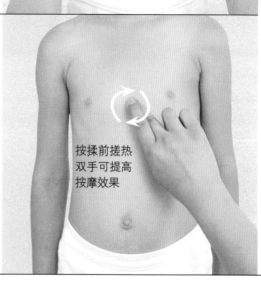

按揉前搓热双手可提高按摩效果

扫一扫　看视频

胸腹部特效穴位

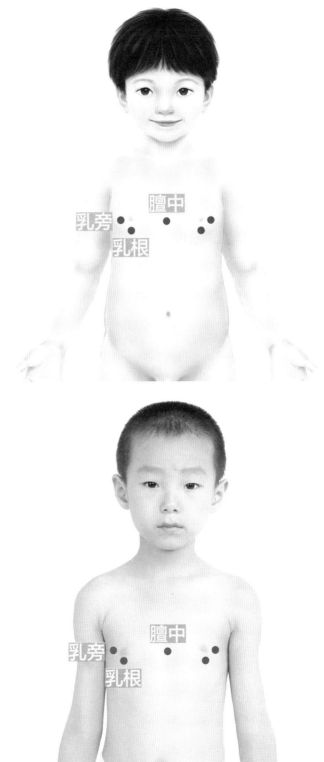

22.搓摩胁肋：有效顺气化痰

功效主治：顺气化痰，宽胸散积。主治胸闷、胁痛、痰喘气急、疳积、肝脾肿大等。

定位：从腋下两胁至天枢处。

按摩方法：以两手掌从两胁腋下搓摩至天枢处 50~100 次，叫作搓摩胁肋，也叫按弦走搓摩。这种手法对宝宝呕奶也有效。

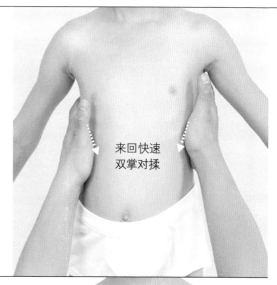

来回快速双掌对揉

23.摩中脘：消食止胀的良方

功效主治：健脾和胃，降逆通脐，消食止胀。主治胃痛、呕吐、吞酸、腹胀等。

定位：脐上 4 寸。

按摩方法：用中指指端按揉中脘 30~50 次，叫作按揉中脘；用食、中二指摩中脘 3~5 分钟，叫作摩中脘。另外，自下而上推中脘，有健脾和胃的作用；自上而下推中脘，可缓解呕吐、恶心的症状。

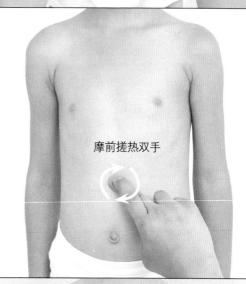

摩前搓热双手

24.揉脐：便秘、腹泻不再愁

功效主治：温阳散寒，补益气血，健脾和胃，消食导滞。主治腹胀、腹痛、腹泻、伤食、食积、疳积（营养不良）、便秘、肠鸣、呕吐等。

定位：肚脐。

按摩方法：用中指端或掌根揉肚脐 100~600 次，或用拇指和食、中两指抓住肚脐抖揉 100~200 次，叫作揉脐；用指或掌摩肚脐 5 分钟，叫作摩脐。该手法多与摩腹、推七节骨和揉龟尾一起使用。

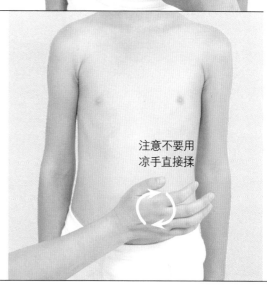

注意不要用凉手直接揉

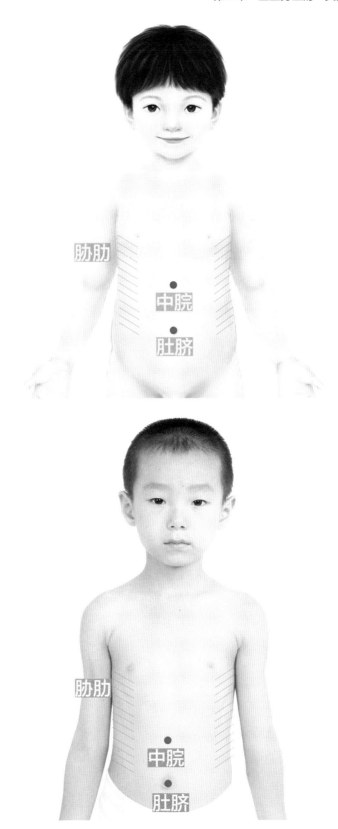

25. 摩腹：健脾助运好消化

功效主治：和胃止痛，健脾助运，降逆止呕，止泻通便。主治腹痛、腹胀、消化不良、呕吐、恶心、腹泻、便秘等。

定位：腹部。

按摩方法：沿肋弓角边缘或自中脘至脐，向两旁分推 100~200 次，叫作分推腹阴阳；掌或四指旋摩腹 5~10 分钟，叫作摩腹。摩腹是改善宝宝脾胃功能、促进消化吸收的常见手法。

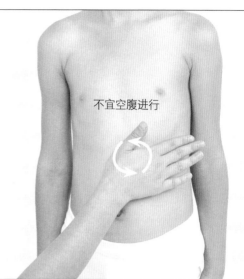

不宜空腹进行

26. 摩丹田：让宝宝告别尿床

功效主治：培肾固本，温补下元，分清泌浊。主治腹泻、腹痛、遗尿、脱肛、疝气、尿潴留等。

定位：小腹部（脐下 2~3 寸之间）。

按摩方法：用中指端或掌根揉丹田 100~600 次，叫作揉丹田；用食指、中指和无名指末节螺纹面或掌摩丹田 5 分钟，叫作摩丹田。小儿先天不足可以将摩丹田作为日常保健手法。

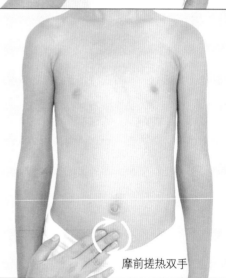

摩前搓热双手

27. 拿肚角：让宝宝远离腹痛

功效主治：止腹痛要穴。主治寒性腹痛、伤食腹痛、腹泻等。

定位：脐下 2 寸，旁开 2 寸的大筋，左右各一穴。

按摩方法：用拇指和食、中两指相对用力拿捏肚角 3~5 次，叫作拿肚角；用中指端按揉肚角 10~20 次，叫作按肚角。拿肚角可能会让宝宝感觉疼痛，一般放在其他手法之后使用，同时也要注意按摩次数。

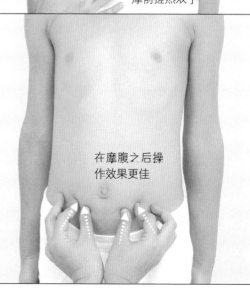

在摩腹之后操作效果更佳

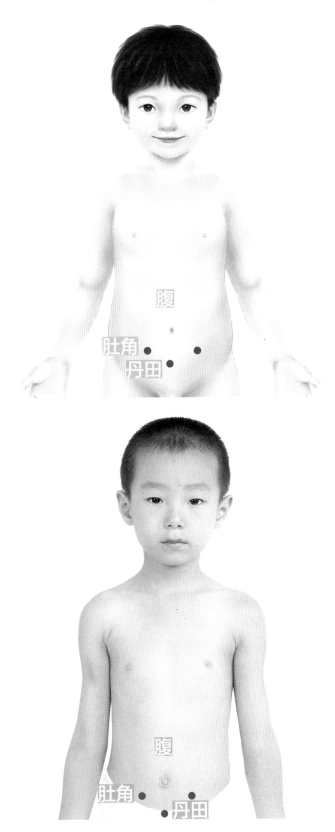

腰背部特效穴位

28. 揉风门: 不让气喘碍健康

功效主治: 祛风散寒, 宣肺止咳。主治感冒、咳嗽、气喘等。

定位: 第2胸椎棘突下旁开1.5寸, 左右各一穴。

按摩方法: 用食、中两指端按揉风门20~30次, 叫作揉风门。常与清肺经、揉肺俞一起使用来止咳停喘。

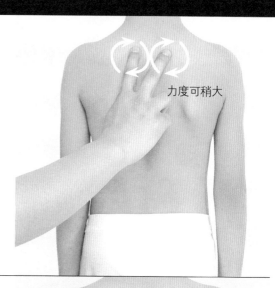

力度可稍大

29. 揉肺俞: 补肺益气身体棒

功效主治: 补肺益气, 止咳化痰。主治咳嗽、气喘、潮热、盗汗、鼻塞、便秘等。

定位: 第3胸椎棘突下, 旁开1.5寸, 左右各一穴。

按摩方法: 用食、中两指端按揉肺俞50~100次, 叫作揉肺俞; 两拇指分别自肩胛骨内缘从上向下推动100~200次, 叫作推肺俞, 也叫分推肩胛骨。揉肺俞对风寒引起的咳嗽和气喘有效, 而推肺俞可缓解风热引起的咳嗽和气喘。

力度不宜过大

30. 揉定喘: 定喘止咳有疗效

功效主治: 肃降肺气, 定喘止咳。主治哮喘、咳嗽等呼吸系统疾病。

定位: 大椎穴旁开0.5寸, 左右各一穴。

按摩方法: 用食、中两指端按揉定喘20~30次, 叫作揉定喘。揉定喘与揉大椎同时使用, 可缓解小儿哮喘。

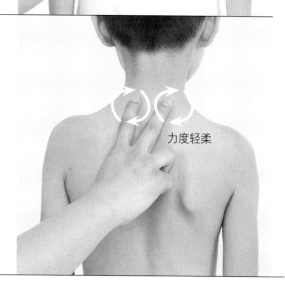

力度轻柔

扫一扫 看视频

腰背部特效穴位

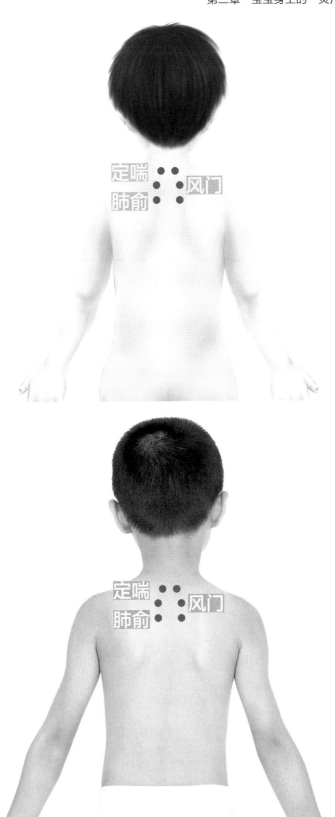

31. 揉心俞：安神益智更聪明

功效主治： 补益心气，安神益智。主治胸闷、惊风、烦躁、盗汗、弱智、遗尿、脑瘫等。

定位： 第 5 胸椎棘突下，旁开 1.5 寸，左右各一穴。

按摩方法： 用食、中两指端按揉心俞 20~30 次，叫作揉心俞。可以作为提高宝宝智力的保健穴位。

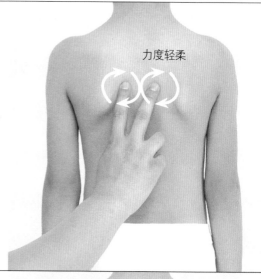

力度轻柔

32. 揉肝俞：疏肝理气不烦躁

功效主治： 疏肝理气，明目解郁。主治黄疸、胁痛、目赤肿痛、近视、烦躁、惊风等。

定位： 第 9 胸椎棘突下，旁开 1.5 寸，左右各一穴。

按摩方法： 用拇指螺纹面按揉肝俞 10~30 次，叫作揉肝俞。可以作为降肝火的保健穴位。

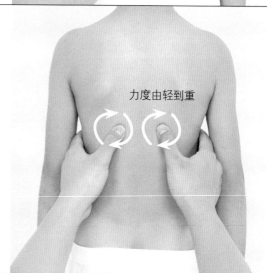

力度由轻到重

33. 揉胆俞：治疗黄疸保健康

功效主治： 清热利胆。主治黄疸、口苦、胁痛、潮热等。

定位： 第 10 胸椎棘突下，旁开 1.5 寸，左右各一穴。

按摩方法： 用拇指螺纹面按揉胆俞 10~30 次，叫作揉胆俞。治疗宝宝黄疸有疗效。

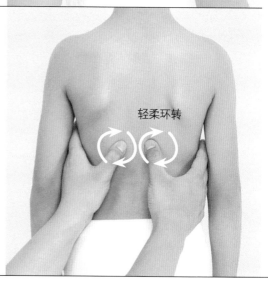

轻柔环转

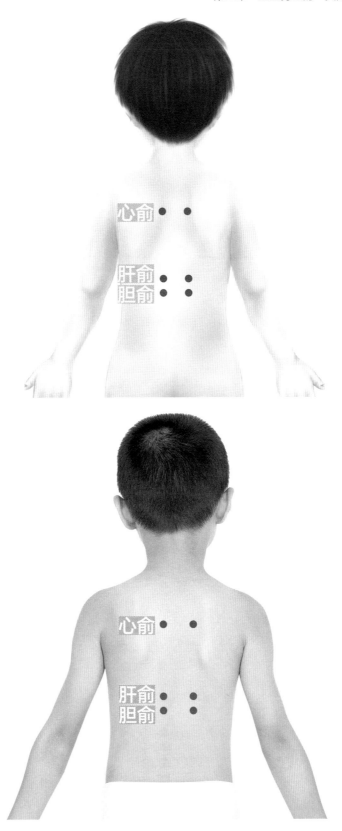

34. 揉脾俞：健脾和胃助消化

功效主治： 健脾和胃，消食助运。主治腹胀、腹痛、呕吐、腹泻、消化不良、疳积、背痛等。

定位： 第 11 胸椎棘突下，旁开 1.5 寸，左右各一穴。

按摩方法： 用拇指螺纹面按揉脾俞 10~30 次，叫作揉脾俞。该手法与推脾经、揉足三里一起使用，可缓解脾胃虚弱、伤食等。

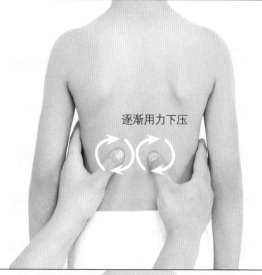

逐渐用力下压

35. 揉胃俞：轻松克服肠鸣、腹胀

功效主治： 和胃助运，消食导滞。主治胸胁痛、胃脘痛、呕吐、腹胀、肠鸣、疳积等。

定位： 第 12 胸椎棘突下，旁开 1.5 寸，左右各一穴。

按摩方法： 用拇指螺纹面按揉胃俞 10~30 次，叫作揉胃俞。常和揉脾俞一起使用，能健脾和胃。

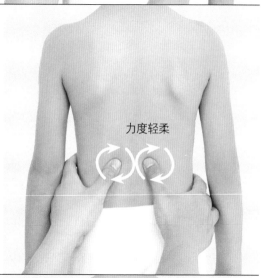

力度轻柔

36. 揉肾俞：补益肾气治遗尿

功效主治： 补益肾气，强身健体。主治遗尿、腹泻、佝偻病、耳鸣、耳聋、哮喘、水肿、小儿麻痹后遗症等。

定位： 第 2 腰椎棘突下，旁开 1.5 寸，左右各一穴。

按摩方法： 用拇指螺纹面按揉肾俞 10~30 次，叫作揉肾俞，涂上按摩乳，用小鱼际擦热两侧肾俞，叫作擦肾俞。常与揉二马、补脾经和推三关合用。

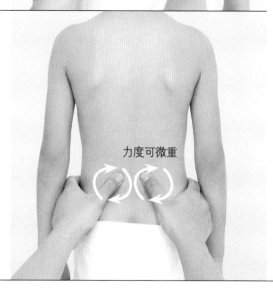

力度可微重

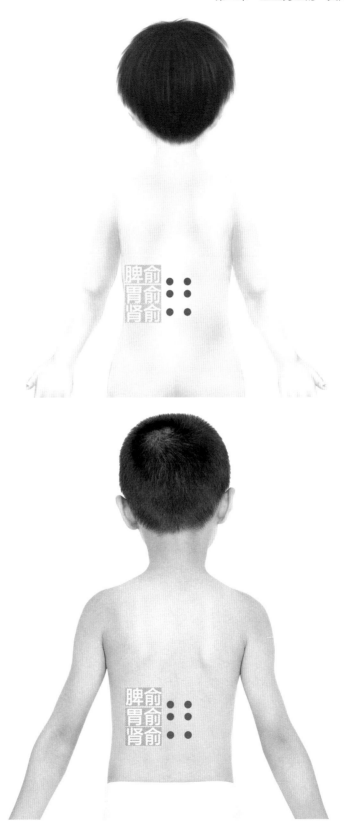

37.揉命门:温肾壮阳消水肿

功效主治: 温肾壮阳,缩泉止遗。主治遗尿、腹泻、哮喘、水肿、腰脊强痛等。

定位: 第2腰椎棘突下。

按摩方法: 用拇指螺纹面按揉命门10~30次,叫作揉命门;涂上按摩乳,用小鱼际擦热命门,称为擦命门。擦命门之前要先把手擦热,这种方法能帮助宝宝补充阳气。

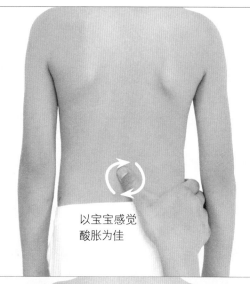

以宝宝感觉酸胀为佳

38.揉大肠俞:肠道顺畅不便秘

功效主治: 调肠通腑,止泻通便。主治腹痛、腹胀、腹泻、便秘、痢疾等。

定 位: 第4腰椎棘突下,后正中线旁开1.5寸,左右各一穴。

按摩方法: 用拇指螺纹面按揉大肠俞10~30次,叫作揉大肠俞。对腹泻、便秘、消化不良都有效果。

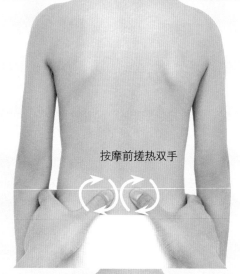

按摩前搓热双手

39.擦八髎:温补下元矫佝偻

功效主治: 温补下元。主治小便不利、遗尿、腰痛、便秘、腹泻、佝偻病、小儿麻痹后遗症等。

定位: 上髎、次髎、中髎、下髎,左右共八穴,合称八髎。上髎,在第1骶后孔中;次髎,在第2骶后孔中;中髎,在第3骶后孔中;下髎,在第4骶后孔中。

按摩方法: 涂上按摩乳,用小鱼际擦热八髎,叫作擦八髎;用掌根按揉八髎30~50次,叫作按揉八髎。

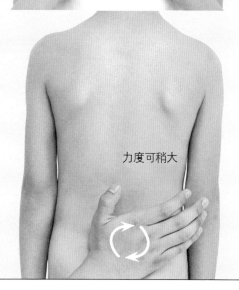

力度可稍大

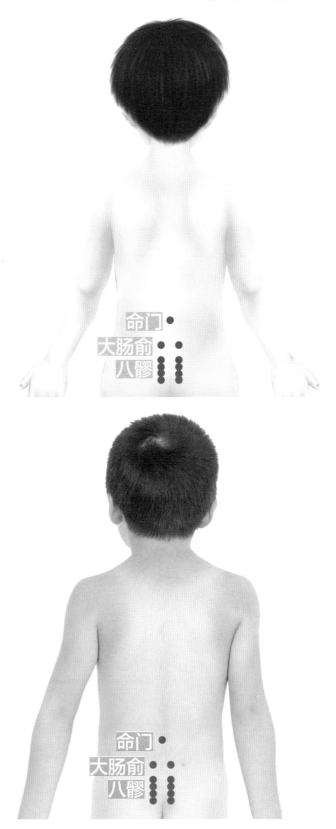

40. 捏脊：小儿疳积不再来

功效主治： 清热解表，强身健体。推脊重在清热，捏脊功擅健体。主治发热、惊风、夜啼、疳积、腹泻、呕吐、腹痛、便秘等。

定位： 大椎至长强成一直线。

按摩方法： 用食、中二指面自上而下直推100~300次，叫作推脊；用捏法自下而上操作，叫作捏脊。捏脊一般捏3~5遍，每捏三下再将背脊皮提一下，称为捏三提一法。在捏脊前先在背部轻轻按摩几遍，使肌肉放松。

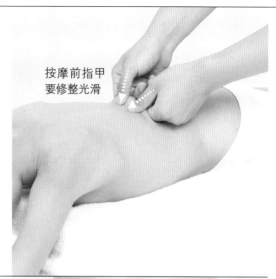

按摩前指甲要修整光滑

41. 推七节骨：久痢体虚恢复快

功效主治： 温阳止泻，泄热通便。推上七节骨止泻升阳，推下七节骨通便。主治腹泻、久痢、便秘、脱肛等。

定位： 第4腰椎至尾骨端（龟尾）成一直线。

按摩方法： 用拇指桡侧面或食、中二指面自下向上直推100~300次，叫作推上七节骨；用拇指桡侧面或食、中二指面自上向下直推100~300次，推下七节骨。推上七节骨多用于寒性腹泻或长期痢疾不愈，推下七节骨多用于热性便秘或痢疾。

力度不宜过大

42. 揉龟尾：治疗脱肛有效用

功效主治： 调肠，止泻，通便。主治腹泻、便秘、脱肛等。

定位： 尾骨端。

按摩方法： 用拇指端或中指端揉龟尾100~300次，称揉龟尾。此法止泻、便秘双向调节，多与推七节骨、摩腹搭配使用。

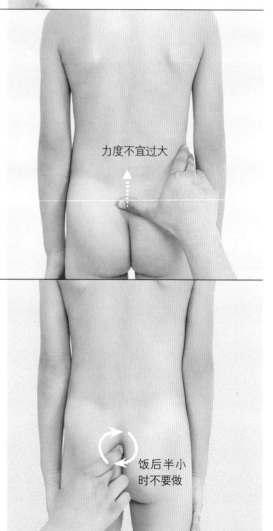

饭后半小时不要做

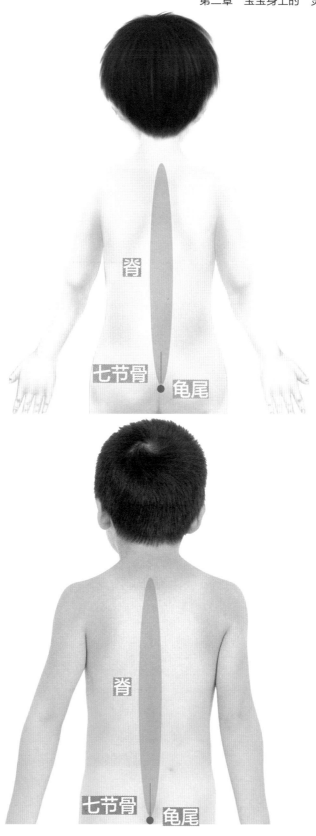

上肢部特效穴位

43. 推脾经：健脾利胃吃饭香

功效主治： 健脾和胃，补益气血；清脾经能清热利湿，化痰止呕。主治腹泻、便秘、痢疾、食欲不振、黄疸等。

定位： 双手拇指末节螺纹面。

按摩方法： 用拇指螺纹面旋推脾经 100~500 次，叫作补脾经；由指端向指根方向直推脾经 100~300 次，叫作清脾经。补脾经和清脾经合称推脾经。补脾经多用于脾胃虚弱、食欲不振；清脾经多用于食积、恶心呕吐等症状。

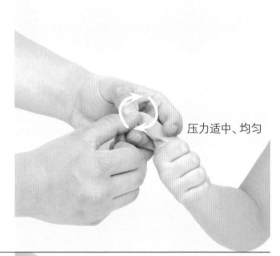

压力适中、均匀

44. 推肝经：烦躁不安平复快

功效主治： 平肝泻火，息风镇惊，解郁除烦。肝经宜清不宜补，若肝虚应补时则需补后加清，或以补肾经代之，称为滋肾养肝法。主治烦躁不安、惊风、目赤、五心烦热、口苦、咽干等。

定位： 双手食指末节螺纹面。

按摩方法： 用拇指螺纹面旋推肝经 50~100 次，叫作补肝经；向指根方向直推肝经 100~500 次，叫作清肝经。补肝经和清肝经合称推肝经。

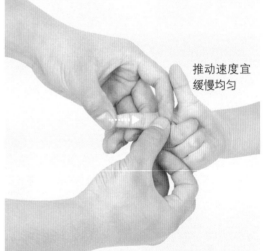

推动速度宜缓慢均匀

45. 推心经：口舌生疮好得快

功效主治： 清热泻火。心经宜清不宜补，恐动心火之故。需用补法时，可补后加清，或以补脾经代替。主治高热神昏、五心烦热、口舌生疮、小便赤涩、心血不足、惊惕不安等。

定位： 双手中指末节螺纹面。

按摩方法： 用拇指螺纹面旋推心经 50~100 次，叫作补心经；向指根方向直推心经 100~300 次，叫作清心经。补心经和清心经合称推心经。

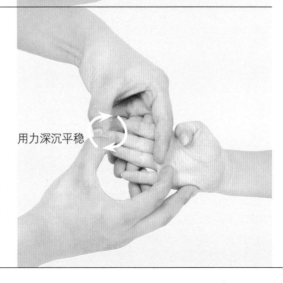

用力深沉平稳

扫一扫　看视频

上肢部特效穴位

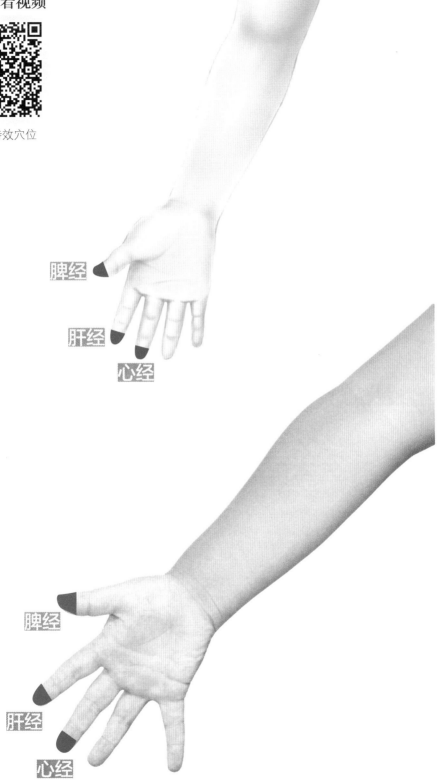

46. 推肺经：宣肺清热治感冒

功效主治：补益肺气，宣肺清热，疏风解表，化痰止咳。主治感冒、发热、咳嗽、胸闷、气喘、虚汗、脱肛等。

定位：双手无名指末节螺纹面。

按摩方法：用拇指螺纹面旋推肺经 100~500次，叫作补肺经；向指根方向直推肺经100~300 次，叫作清肺经。补肺经和清肺经合称推肺经。

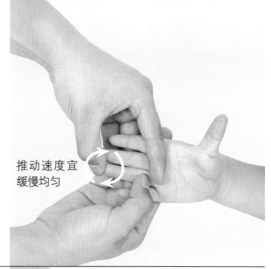

推动速度宜缓慢均匀

47. 推肾经：久病体虚补元气

功效主治：补肾经能补肾益脑，温补下元；清肾经能清利下焦湿热。临床上肾经一般多用补法，需用清法时，也多以清小肠代替。主治先天不足、久病体虚、肾虚腹泻、遗尿、虚喘、膀胱蕴热、小便淋沥刺痛等。

定位：双手小指末节螺纹面。

按摩方法：用拇指螺纹面旋推肾经 100~600次，叫作补肾经；向指根方向直推肾经50~100 次，叫作清肾经。补肾经和清肾经合称推肾经。

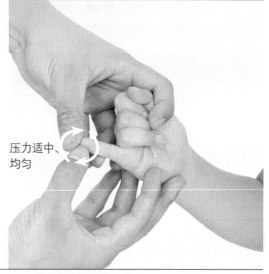

压力适中、均匀

48. 推大肠：肠道疾病不再来

功效主治：补大肠能温中止泻，涩肠固脱；清大肠能清利湿热，通腑导滞。主治腹泻、脱肛、痢疾、便秘等。

定位：双手食指桡侧缘，自食指尖至虎口成一直线。

按摩方法：从食指尖直推向虎口 100~300次，叫作补大肠；从虎口直推向食指尖100~300 次，称清大肠。补大肠和清大肠合称推大肠。

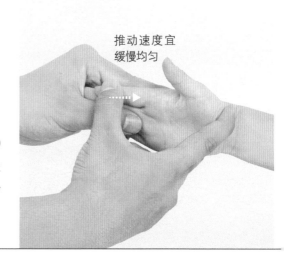

推动速度宜缓慢均匀

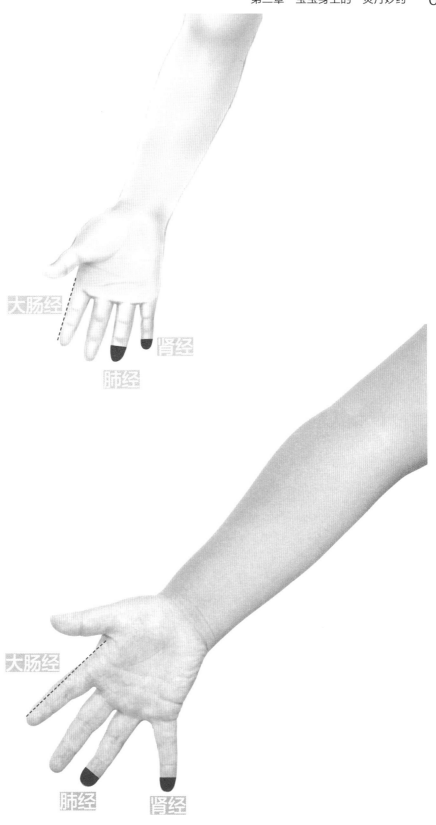

大肠经

肾经

肺经

大肠经

肺经　肾经

49.推小肠:利尿通淋治遗尿

功效主治: 清小肠能清下焦湿热,利尿通淋;补小肠能温阳散寒。主治小便赤涩、水泻、遗尿、尿潴留等。

定位: 双手小指尺侧边缘,自指尖到指根成一直线。

按摩方法: 从小指尖直推向小指根100~300次,叫作补小肠;从小指根直推向小指尖100~300次,叫作清小肠。补小肠和清小肠合称推小肠。

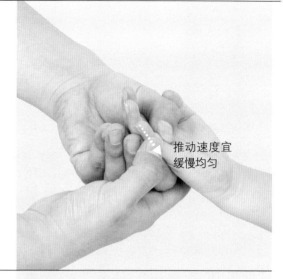

推动速度宜缓慢均匀

50.揉肾顶:帮助止汗固元气

功效主治: 收敛元气,固表止汗。主治自汗、盗汗、解颅(囟门闭合延迟)等。

定位: 双手小指顶端。

按摩方法: 以中指或拇指端按揉肾顶100~500次,叫作揉肾顶。宝宝睡着后出汗多,可与推脾经搭配使用。

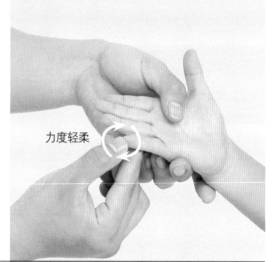

力度轻柔

51.揉肾纹:化瘀解毒少生疮

功效主治: 祛风明目,化瘀散结。主治目赤、鹅口疮、热毒内陷等。

定位: 双手掌面,小指第2指间关节横纹处。

按摩方法: 中指或拇指端按揉肾纹100~500次,叫作揉肾纹。宝宝口舌生疮,可与清心经、清胃经和清天河水一起使用;宝宝目赤,可搭配清肝经和清心经一起使用。

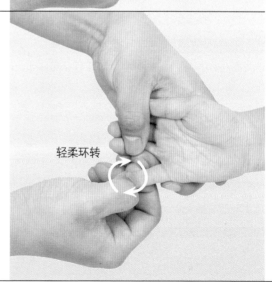

轻柔环转

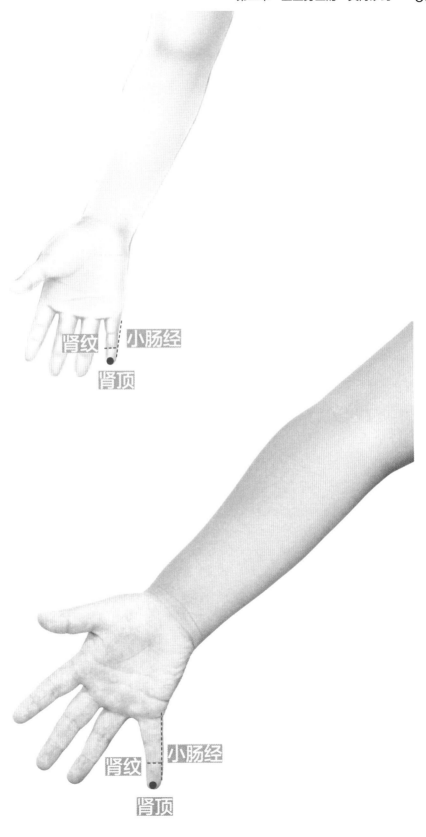

肾纹　小肠经

肾顶

肾纹　小肠经

肾顶

52. 推四横纹：预防口唇破裂的好方法

功效主治： 退热除烦，健脾和胃，消食导滞，行气除胀。主治疳积、腹胀、腹痛、气血不和、消化不良、惊风、气喘、口唇破裂等。

定位： 双手掌面食、中、无名、小指近端指间关节横纹处。

按摩方法： 用拇指指甲掐揉四横纹各 3~5 次，叫作掐四横纹；宝宝四指并拢，妈妈用拇指螺纹面从食指横纹推向小指横纹 100~300 次，叫作推四横纹。

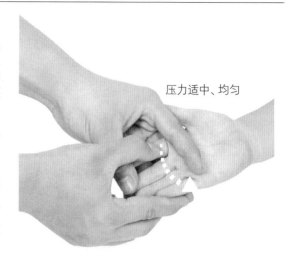

压力适中、均匀

53. 推胃经：和胃降逆泻胃火

功效主治： 清胃经，清中焦湿热，和胃降逆，泻胃火，除烦止渴；补胃经健脾助运。主治呕恶嗳气、烦渴善饥、食欲不振、吐血衄血等。

定位： 双手拇指掌面近掌端第 1 节。

按摩方法： 用拇指螺纹面向指根方向直推胃经 100~300 次，叫作补胃经；用拇指螺纹面向指尖方向直推胃经 100~300 次，叫作清胃经。补胃经和清胃经合称推胃经。

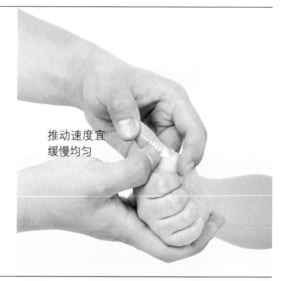

推动速度宜缓慢均匀

54. 揉板门：消食化积

功效主治： 健脾和胃，消食化滞。板门推向横纹调肠止泻，横纹推向板门降逆止呕。主治食积、腹胀、食欲不振、疳积、呕吐、腹泻、气喘、嗳气等。

定位： 双手手掌大鱼际平面。

按摩方法： 用指端揉板门 100~300 次，叫做揉板门，也叫运板门；用推法自指根推向腕横纹 100~300 次，叫作板门推向横纹；用推法自腕横纹推向大指根部 100~300 次，叫作横纹推向板门。

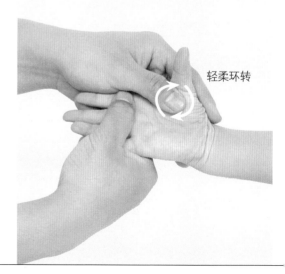

轻柔环转

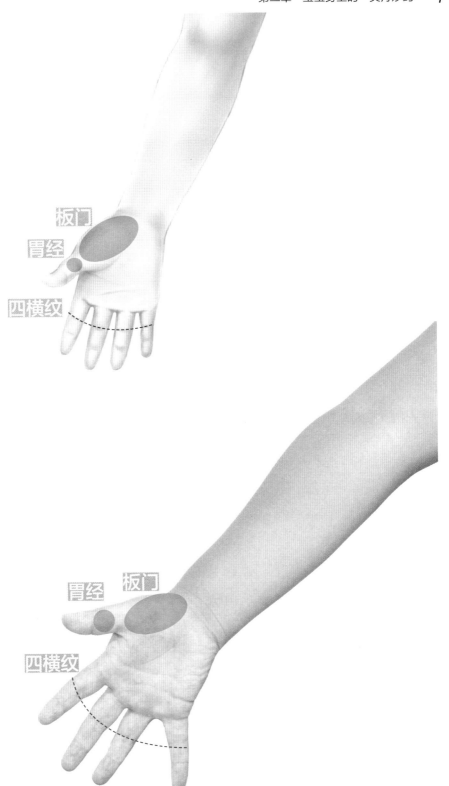

55. 运内劳宫：消除齿龈糜烂有效果

功效主治： 清热除烦，善清心、肾两经的虚热。主治发热、烦渴、口疮、齿龈糜烂、虚烦内热等。

定位： 双手掌心中，屈指时中指和无名指之间中点。

按摩方法： 用中指端揉内劳宫 100~300 次，叫作揉内劳宫；自小指根起，经掌小横纹、小天心至内劳宫掐运 10~30 次，叫作运内劳宫，也叫水底捞明月。揉内劳宫能清热除烦，运内劳宫能清心、肾虚热。

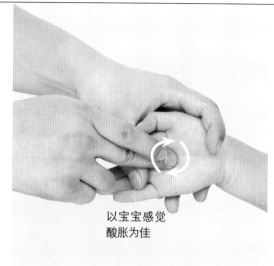

以宝宝感觉
酸胀为佳

56. 揉小天心：疹痘欲出不透需要揉

功效主治： 清热镇惊，安神明目，利尿通淋。主治惊风、抽搐、烦躁不安、夜啼、小便赤涩、斜视、目赤痛、疹痘欲出不透。

定位： 双手大小鱼际交接处凹陷中。

按摩方法： 中指端揉小天心 100~300 次，叫作揉小天心；用拇指指甲掐小天心 5~20 次，叫作掐小天心；以中指尖或屈曲的指间关节捣小天心 5~20 次，叫作捣小天心。揉小天心能清热镇惊，掐、捣小天心有镇惊作用。

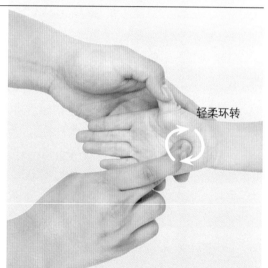

轻柔环转

57. 揉总筋：治疗夜啼睡眠好

功效主治： 清心泻火，散结止痉，通调气机。主治惊风、抽搐、夜啼、口舌生疮、潮热、牙痛等。

定位： 双手掌后腕横纹中点。

按摩方法： 用拇指按揉总筋 100~300 次，叫作揉总筋；用拇指指甲掐总筋 3~5 次，叫作掐总筋。揉总筋对实热症状有效。

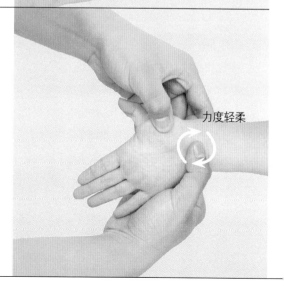

力度轻柔

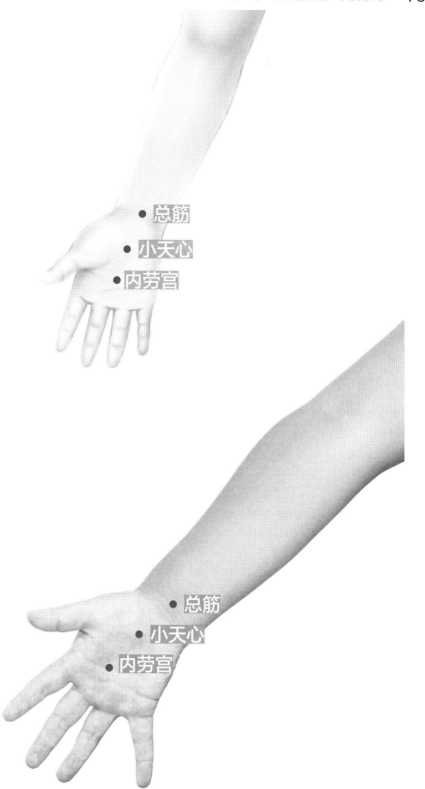

总筋
小天心
内劳宫

总筋
小天心
内劳宫

58. 推大横纹：宝宝食积不用慌

功效主治： 平衡阴阳，调和气血，消食导滞，化痰散结。主治寒热往来、腹泻、腹胀、痢疾、呕吐、食积、烦躁不安、痰涎壅盛。

定位： 仰掌，双手掌后横纹。近拇指端称阳池（阳穴），近小指端称阴池（阴穴）。

按摩方法： 两拇指自掌后横纹中（总筋）向两旁分推大横纹 30~50 次，叫作分推大横纹，又叫分阴阳；自两旁（阴池、阳池）向总筋合推大横纹 30~50 次，叫作合阴阳。

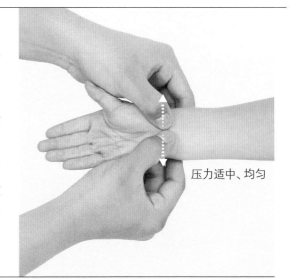

压力适中、均匀

59. 掐十宣：急救穴位治昏厥

功效主治： 清热，醒神，开窍。主要用于急救。主治惊风、高热、昏厥等。

定位： 十指尖指甲内赤白肉际处。

按摩方法： 用拇指指甲掐十宣各 5~10 次，或掐至醒，叫作掐十宣。常与掐人中、掐小天心等手法同时使用。

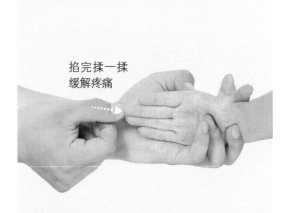

掐完揉一揉
缓解疼痛

60. 掐端正：鼻子出血这样止

功效主治： 安神镇惊。左端正降逆止呕，右端正升阳举陷。主治鼻出血、惊风、呕吐、腹泻、痢疾等。

定位： 双手中指甲根两侧赤白肉际处，桡侧称左端正，尺侧称右端正。

按摩方法： 用拇指指甲掐端正 5 次，叫作掐端正；用拇指螺纹面按揉端正 30~50 次，叫作揉端正。

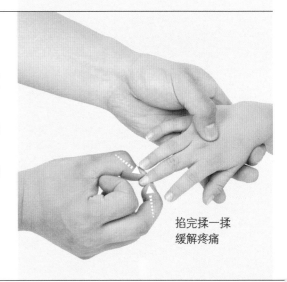

掐完揉一揉
缓解疼痛

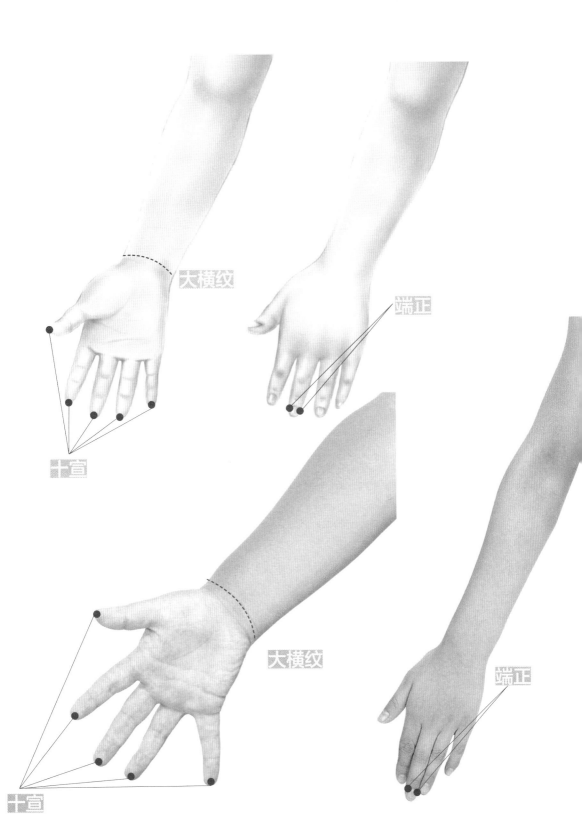

大横纹

端正

十宣

十宣

大横纹

端正

61. 掐五指节：宝宝惊惕不安掐五指

功效主治： 安神镇惊，祛风化痰。主治惊风、吐涎、惊惕不安、风痰咳嗽等。

定位： 双手掌背，五指第 1 指间关节。

按摩方法： 用拇指指甲掐五指节各 3~5 次，叫作掐五指节；用拇、食指揉搓五指节各 30~50 次，叫作揉五指节。掐五指节多用于安神镇惊，祛风化痰；揉五指节多用于胸闷咳嗽，且有痰。也可作为增长智力的保健用穴。

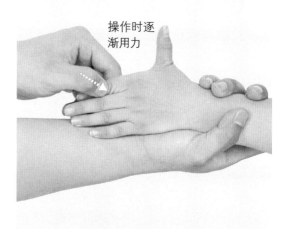

操作时逐渐用力

62. 掐揉二扇门：宝宝身热无汗就用它

功效主治： 发汗透表，退热平喘。主治惊风抽搐、身热无汗等。

定位： 双手掌背，中指根本节两侧凹陷处。

按摩方法： 用拇指指端掐揉二扇门 100~500 次，叫作掐揉二扇门。掐揉时略用力，速度也要比按摩其他穴位时要块，对外感风寒有效。

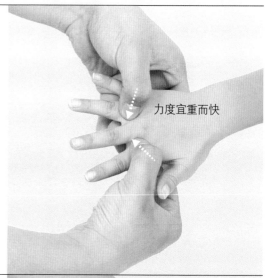

力度宜重而快

63. 按揉一窝风：改善宝宝关节痹痛

功效主治： 温中止痛，行气通络。主治一切腹痛、关节痹痛、伤风感冒、急慢惊风等。

定位： 双手手背，腕横纹正中凹陷处。

按摩方法： 用拇指指端按揉一窝风 100~300 次，叫作按揉一窝风。宝宝因为食积或者受寒引起的腹痛，可按揉该穴。常与揉肚角、揉中脘等手法合用。

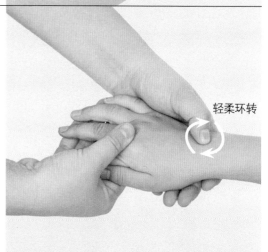

轻柔环转

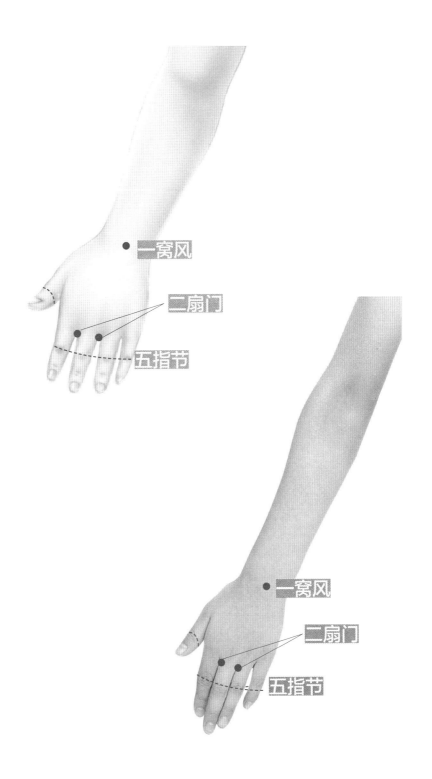

64. 推三关: 虚寒病症都找它

功效主治: 补气行气,温阳散寒,发汗解表。主治气血虚弱、病后体弱、阳虚肢冷、腹痛、腹泻、斑疹、疹出不透以及感冒风寒等一切虚寒病症。

定位: 前臂桡侧,阳池至曲池成一直线。

按摩方法: 用拇指桡侧面或食、中指指腹自腕向肘推三关 100~300 次,叫作推三关;屈宝宝拇指,由拇指外侧端自腕向肘推三关 100~300 次,叫作大推三关。

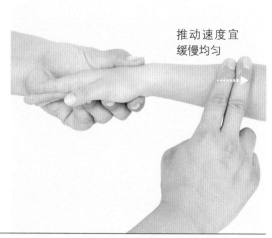

推动速度宜缓慢均匀

65. 退六腑: 清除实热都找它

功效主治: 清热,凉血,解毒。主治一切实热病症,高热、烦渴、惊风、咽痛、大便秘结干燥等。

定位: 前臂尺侧,阴池至肘成一直线。

按摩方法: 用拇指螺纹面自肘向腕推六腑 100~300 次,叫作退六腑,也叫推六腑。退六腑是退热常用穴位,常与推三关一起使用。若热证为主,以退六腑为主要手法;若寒证为主,则以推三关为主要手法。

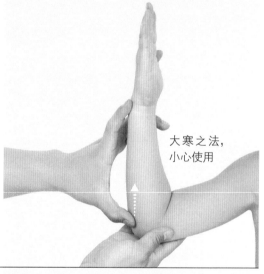

大寒之法,小心使用

66. 清天河水: 热性病症全都管

功效主治: 清热解表,泻火除烦。清热而不伤阴。打马过天河清热力大,多用于高热、实热等症。主治外感发热、烦躁不安、口渴、弄舌、重舌、惊风等一切热性病症。

定位: 前臂正中,总筋至曲泽成一直线。

按摩方法: 用食、中二指指腹自腕向肘推天河水 100~300 次,叫做清天河水;用食、中二指蘸水自总筋处,一起一落弹打如弹琴状,边打边吹凉气随之,直至曲泽,操作 100 次左右,叫作打马过天河。

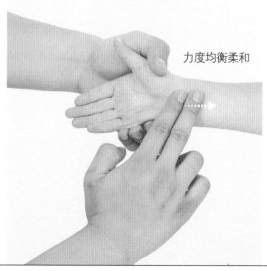

力度均衡柔和

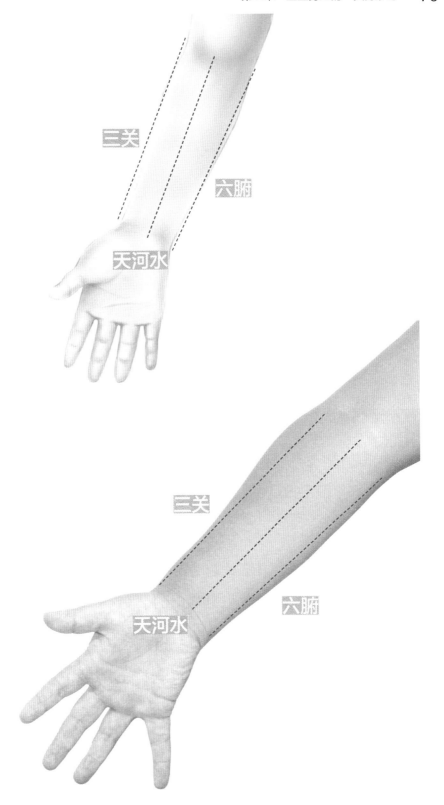

三关

六腑

天河水

三关

六腑

天河水

67. 掐小横纹：不长口疮吃饭香

功效主治： 退热，消胀，散结。主治烦躁、口疮、唇裂、腹胀、咳嗽等。

定位： 掌面食、中、无名、小指关节横纹处。

按摩方法： 以拇指指甲掐 5 次，称掐小横纹；用拇指侧推 100~300 次，叫作推小横纹。

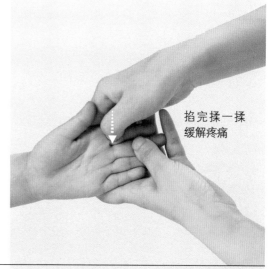

掐完揉一揉缓解疼痛

68. 按揉掌小横纹：痰热咳喘好得快

功效主治： 清热散结，宽胸宣肺，化痰止咳。主治痰热咳喘、口舌生疮、顿咳流涎等。

定位： 掌面小指根下，尺侧掌纹头。

按摩方法： 用中指或拇指端按揉 100~500 次，称按揉掌小横纹；用拇指桡侧缘从小指侧向拇指侧直推该穴 100~500 次，称为推掌小横纹。

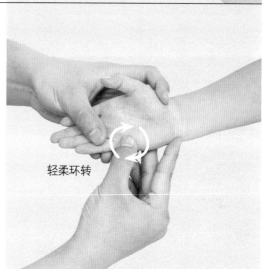

轻柔环转

69. 揉膊阳池：大便小便都方便

功效主治： 止头痛，通大便，利小便。主治头痛、便秘、小便短赤等。

定位： 手背，一窝风后 3 寸处。

按摩方法： 用中指或拇指端揉膊阳池 100~300 次，称揉膊阳池；用拇指指甲掐膊阳池 3~5 次，称掐膊阳池。

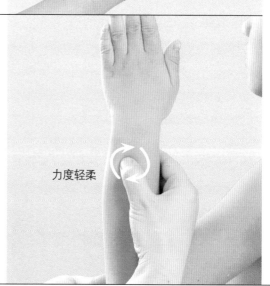

力度轻柔

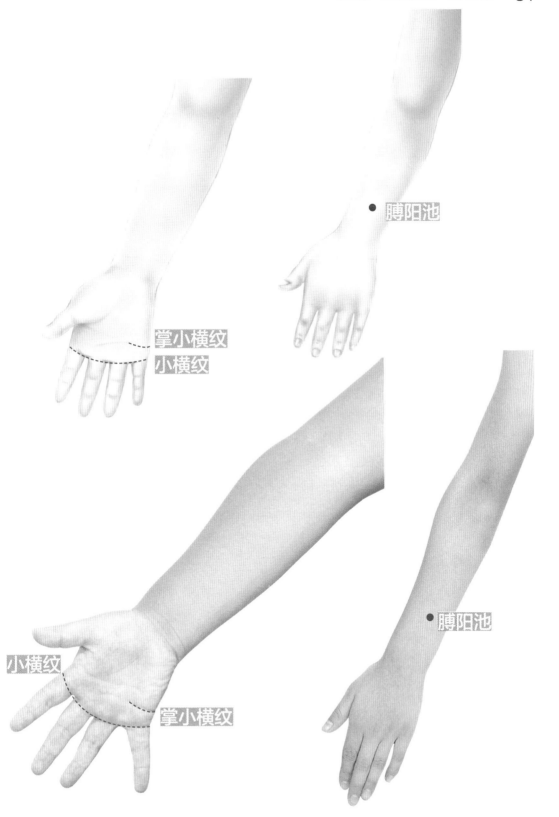

膊阳池

掌小横纹
小横纹

小横纹
掌小横纹

膊阳池

70. 掐老龙：小儿急惊风不用慌

功效主治： 醒神开窍。主治急惊风、昏厥、抽搐等。

定位： 中指指甲后 1 分处。

按摩方法： 用拇指指甲掐老龙 5 次，或醒后即止，称掐老龙。

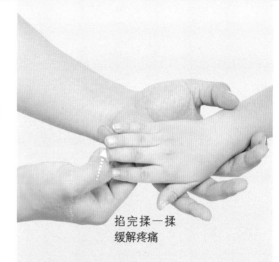

掐完揉一揉
缓解疼痛

71. 掐精宁：让宝宝快速停止干呕

功效主治： 醒神开窍，行气化痰。主治痰喘气吼、干呕、疳积、眼内胬肉等。

定位： 手背第 4、5 掌骨歧缝间。

按摩方法： 用拇指指甲掐精宁 5~10 次，称掐精宁。

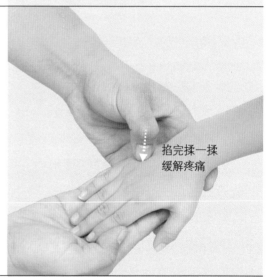

掐完揉一揉
缓解疼痛

72. 掐威灵：小儿惊风有效果

功效主治： 醒神开窍。主治惊风、昏厥、抽搐等。

定位： 手背第 2、3 掌骨歧缝间。

按摩方法： 用拇指指甲掐威灵 5 次，或醒后即止。

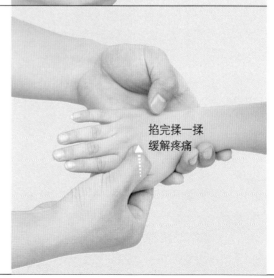

掐完揉一揉
缓解疼痛

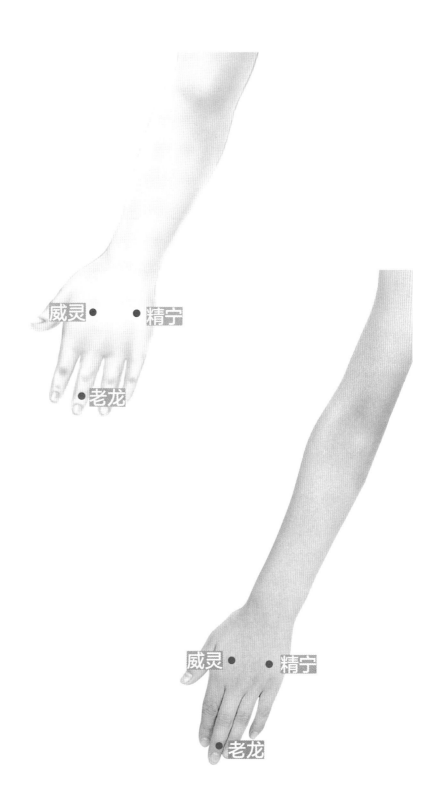

73. 揉外劳宫：风寒感冒去无踪

功效主治： 温阳散寒，发汗解表，升阳举陷。主治风寒感冒、腹泻、痢疾、脱肛、遗尿、疝气等。

定位： 手背中，与内劳宫相对处。

按摩方法： 用中指或拇指端揉外劳宫100~300 次，称揉外劳宫；用拇指掐外劳宫 5 次，称掐外劳宫。

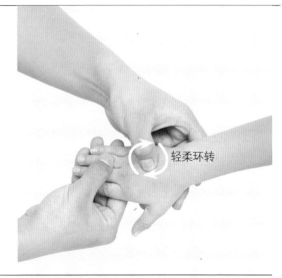

轻柔环转

74. 揉上马：让宝宝睡觉不再磨牙

功效主治： 滋阴补肾，顺气散结，利水通淋。主治虚热喘咳、小便赤涩淋沥、腹痛、牙痛、睡时磨牙等。

定位： 手背无名指与小指掌指关节后凹陷中。

按摩方法： 用拇指端揉上马100~500 次，称揉上马；用拇指端掐上马 3~5 次，称掐上马。

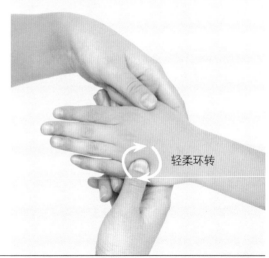

轻柔环转

75. 运外八卦：宝宝腹胀立刻消

功效主治： 宽胸理气，通滞散结。主治胸闷、腹胀、便结等。

定位： 手背外劳宫周围，与内八卦相对处。

按摩方法： 拇指做顺时针方向掐运外八卦100~300 次，称运外八卦。

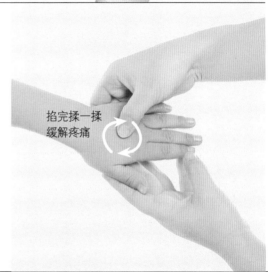

掐完揉一揉缓解疼痛

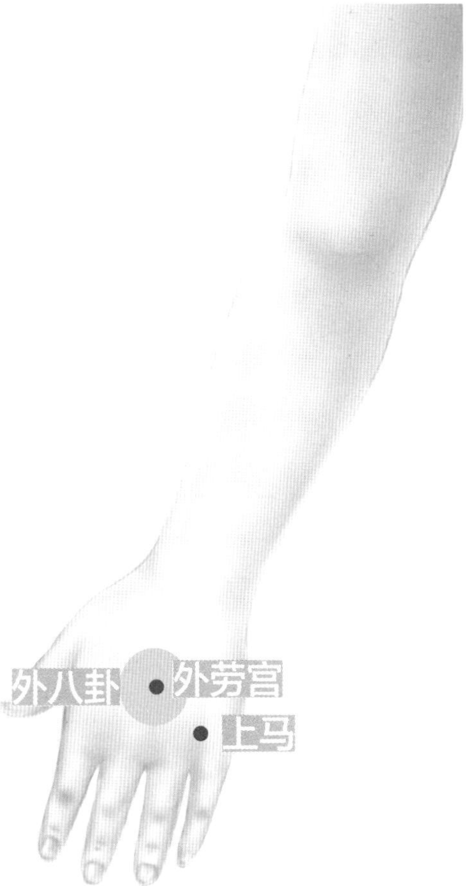

外八卦　●　外劳宫
上马

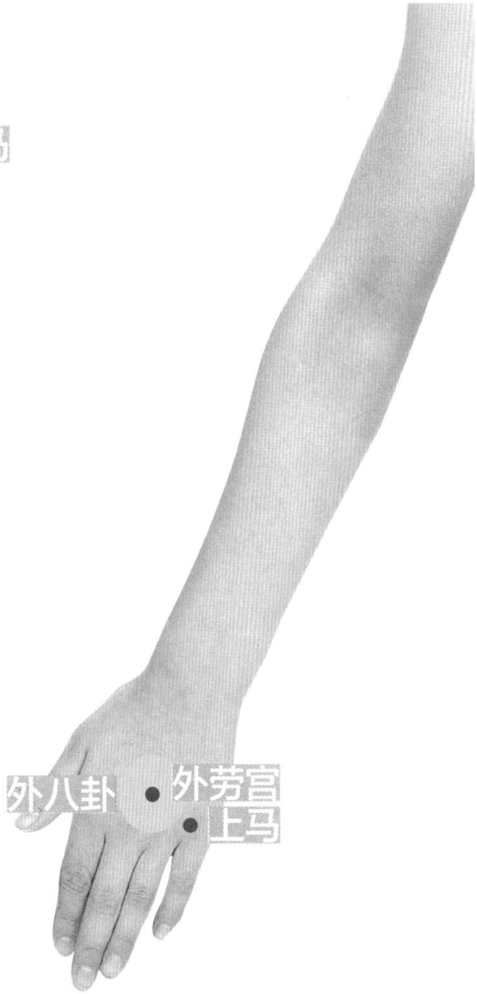

外八卦　●　外劳宫
上马

下肢部特效穴位

76. 推箕门: 改善小便不利

功效主治: 利尿通淋。主治小便赤涩不利、尿闭、水泻等。

定位: 双腿大腿内侧,膝盖上缘至腹股沟成一直线。

按摩方法: 用拇、食指自膝盖内上边缘至腹股沟部直推100~300次,叫作推箕门。若宝宝小便赤涩不利,可结合清小肠等手法。

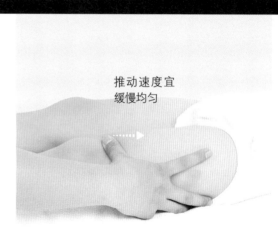

推动速度宜缓慢均匀

77. 拿百虫窝: 消除下肢痿软无力

功效主治: 疏经通络,镇惊止痉。主治四肢抽搐、下肢痿软无力等。

定位: 双膝上内侧肌肉丰厚处。

按摩方法: 以拇指螺纹面与食、中两指螺纹面相对用力拿百虫窝5~10次,叫做拿百虫窝;以拇指末节螺纹面按揉百虫窝20~30次,叫做按百虫窝。多与按揉足三里、按揉委中等手法一起使用。

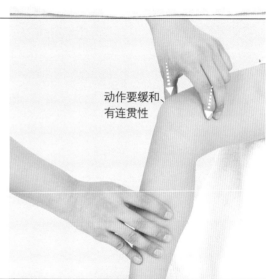

动作要缓和、有连贯性

78. 按揉足三里: 健脾和胃吃饭香

功效主治: 健脾和胃,调中理气,导滞通络。主治腹胀、腹痛、便秘、腹泻等。

定位: 外膝眼下3寸,胫骨前嵴外1横指处,左右各一穴。

按摩方法: 用拇指螺纹面按揉足三里30~50次,叫作按揉足三里。平时可作为保健用穴,常和捏脊、摩腹等手法一起使用。

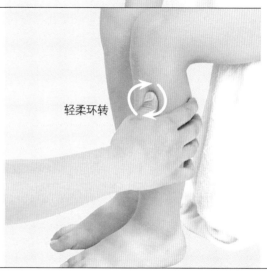

轻柔环转

扫一扫 看视频

下肢部特效穴位

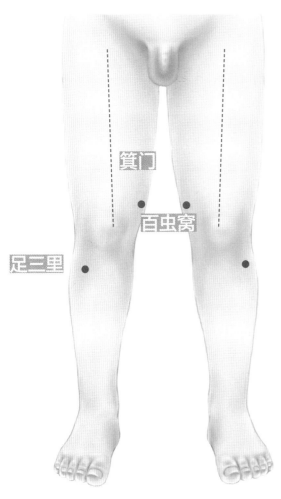

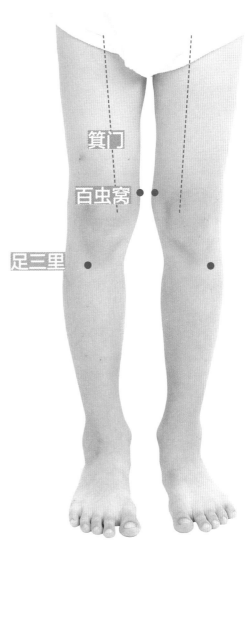

79. 按揉阳陵泉：快速解除胸胁疼痛

功效主治： 清热利湿，舒筋通络。主治胸胁疼痛、口苦、下肢麻木、脑瘫等。

定位： 腓骨小头前下方，胫腓关节处凹陷中。

按摩方法： 用拇指螺纹面按揉阳陵泉 30~50 次，叫作按揉阳陵泉。与人中、太冲等穴位搭配，对小儿惊风有效。

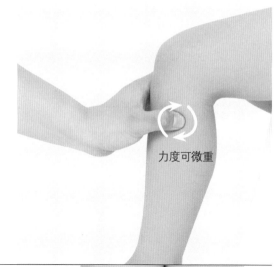
力度可微重

80. 按揉委中：有效改善小儿脑瘫

功效主治： 镇惊止痉，疏经通络，清热。主治惊风、脑瘫、下肢痿痹等。

定位： 位于膝后腘横纹中点处。

特效按摩： 用拇指螺纹面按揉委中 30~50 次，叫作按揉委中。与按揉阳陵泉等穴搭配使用，可缓解下肢痿痹。

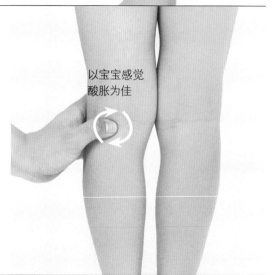
以宝宝感觉酸胀为佳

81. 按揉前承山：治疗小儿惊风效果好

功效主治： 镇惊止痉。主治惊风、下肢抽搐等。

定位： 前腿胫骨旁，与后承山相对处，左右各一穴。

按摩方法： 用拇指螺纹面按揉前承山 30~50 次，叫作按揉前承山；用拇指指甲掐前承山 5 次，叫作掐前承山。按揉前承山能改善宝宝下肢痿痹。

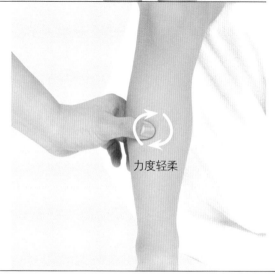
力度轻柔

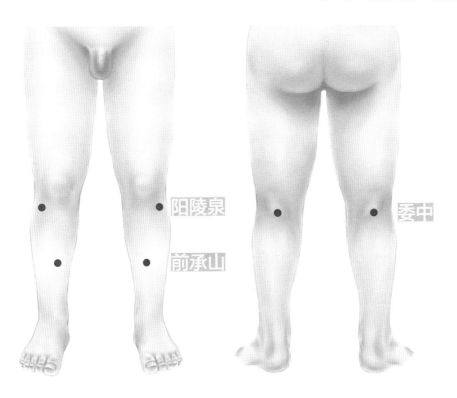

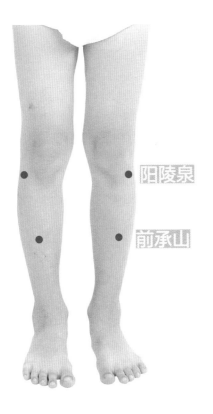

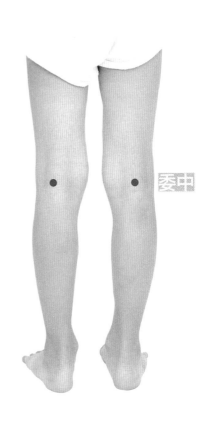

82. 按揉丰隆：化痰除湿不咳嗽

功效主治： 和胃消胀，化痰除湿。主治腹胀、咳嗽、痰多、气喘等。

定位： 膝下 8 寸，胫骨前嵴外 1 寸，左右各一穴。

按摩方法： 用拇指端按揉丰隆 30~50 次，叫作按揉丰隆。可搭配按揉膻中等手法，对咳嗽、气喘有效。

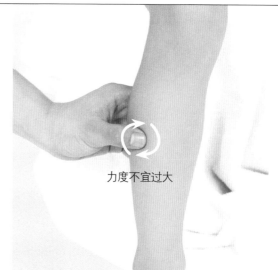

力度不宜过大

83. 按揉三阴交：活血通络治疼痛

功效主治： 活血通络，清利湿热，利尿通淋，健脾助运。主治遗尿、尿潴留、小便频数涩痛不利、下肢痹痛、惊风、消化不良等。

定位： 双足内踝上 3 寸。

按摩方法： 用拇指或食指指端按揉三阴交 100~200 次，叫作按揉三阴交。可以作为宝宝日常保健的手法和穴位，能增强宝宝的脾胃功能，让宝宝吃得更好。

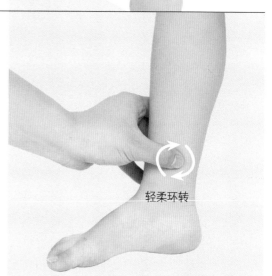

轻柔环转

84. 按揉涌泉：摆脱腹泻有良方

功效主治： 引火归元，退热除烦，止吐止泻。主治惊风、发热、呕吐、腹泻、目赤肿痛等。

定位： 双足掌心前 1/3 与后 2/3 交界处。

按摩方法： 用拇指螺纹面按揉涌泉 30~50 次，叫作按揉涌泉；用小鱼际擦涌泉至热，叫作擦涌泉。可以作为宝宝日常保健的手法和穴位，能够增强宝宝体质，提高宝宝抗病能力。

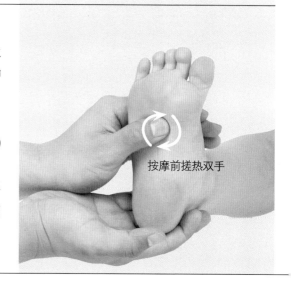

按摩前搓热双手

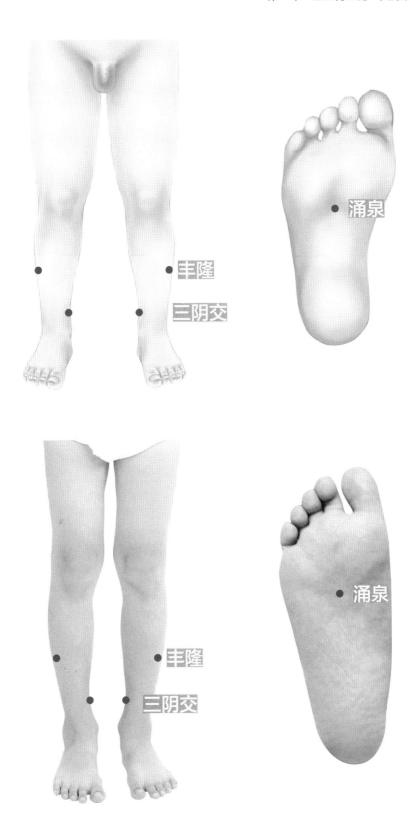

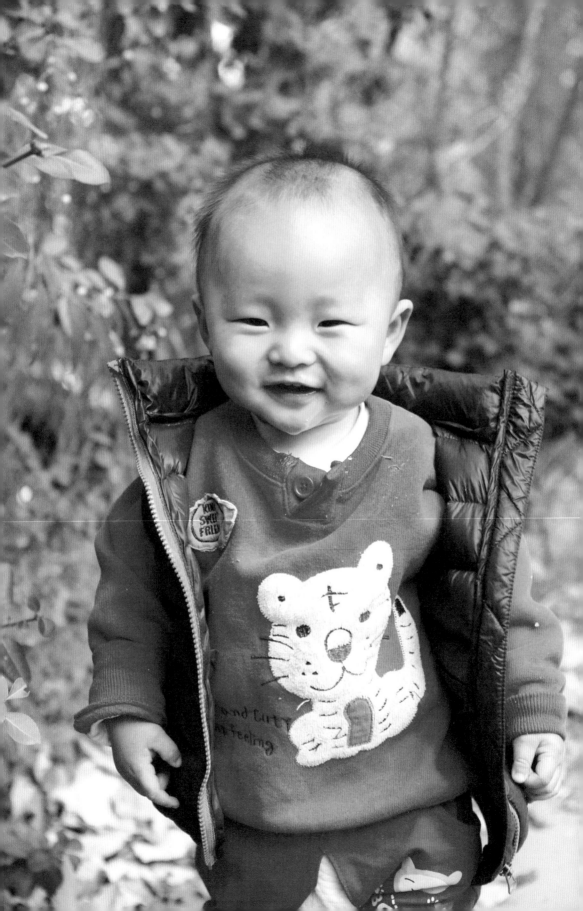

第三章

宝宝常见病，

捏捏按按缓解不适

宝宝生病，有发病容易、传变迅速的
特点，年龄越小就越突出。我们常说，宝宝
肺、脾、肾三脏发育不成熟。肺主气，司呼吸，肺
发育不成熟，就容易导致感冒、咳嗽、肺炎、哮喘等病；
宝宝脾胃不完善，运化功能不健全，就容易为饮食所伤，
出现积食、呕吐、腹泻等证，而且宝宝患病又容易出现
高热、惊风等。

宝宝生病快，好得也快，这也是一大特点。而且病因
比较单纯，又很少为七情所伤。

因此，妈妈可以根据这些特点，有针对性地
给宝宝按摩，缓解身体不适。

发热

感冒发热的主要表现是流鼻涕、打喷嚏、咳嗽。宝宝卧床休息时，所测得的肛温如果超过了37.5℃，则应该是发热了。体温超过38℃，就要采取退热措施干预了。

风寒发热与风热发热

若流清鼻涕，发热且怕冷，多为风寒感冒；如果流黄稠鼻涕，发热重，口干，咳嗽，咽喉痛，怕风，恶寒轻，多为风热感冒。

专家教你这样做

发热是由于各种病因引起产热过多或散热障碍所致。小儿体质较弱，抗邪能力不足，加上自己不知冷热调节，如果父母护理不周，最易受风寒，诱发感冒而致发热。小儿新陈代谢较快，体温调节中枢发育不完善，体温比成年人略高，因此，不能按成人体温判断宝宝是否发热。

处方

1. 风寒感冒发热：推三关、揉外劳宫、拿风池。

2. 风热感冒发热：清天河水、退六腑、补肺经。

3. 巩固疗法：运内八卦、揉外劳宫、清肺经、推刮天柱骨。

4. 推荐食材：风寒感冒发热发生推荐富含维生素C的食物，也可用葱白、生姜发汗散寒；风热感冒发热推荐西红柿、冬瓜、薄荷等。

5. 食疗方：风寒感冒发热服用红糖姜汤，风热感冒发热服用薄荷粥。

6. 按摩时间与次数：每天2次，高热不退的宝宝，应增加按摩次数、力度和按摩速度，并配合药物治疗。

7. 按摩介质：风寒感冒可用生姜汁，风热感冒可用薄荷水。

红糖姜汤

材料：红糖10克，生姜20克。

做法：生姜切成丝以后，和红糖一起倒入锅中，加适量水，小火煮至水剩下1/4，趁热分2次给宝宝饮用，但注意不要烫伤宝宝。

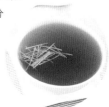

能辛温解表，散寒

薄荷粥

材料：薄荷30克，大米50克，冰糖适量。

做法：薄荷用水煮15分钟左右，取汁液，倒入淘好的大米中，煮至大米熟烂即可，加少许冰糖调味。

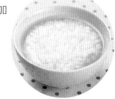

能疏散风热，增进食欲

妈妈要注意的护理细节

1. 在治疗宝宝发热之前，要详细检查，区分症状，先找出发热原因，再做治疗。

2. 在宝宝发热期间，其饮食要有营养，易消化。

3. 高热并有抽搐、谵语等症状，要及时就医。

紧急治疗风寒感冒发热，推三关、揉外劳宫、拿风池

风寒感冒，寒邪进入体表，毛孔闭塞，寒邪出不来，体内正气与寒邪相争，就会导致发热，要用发汗解表的手法。

直推

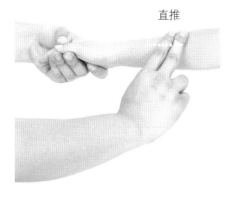

① 推三关：用拇指桡侧面或食、中指面自腕向肘推三关 10 次。三关在前臂桡侧，阳池至曲池成一直线。

! 注意

若发热超过 39℃，可给宝宝做捏脊按摩，按摩介质可用水，边蘸水边捏脊。

按揉

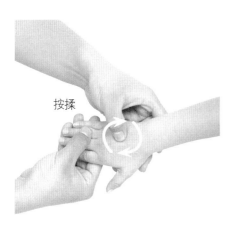

② 揉外劳宫：用拇指指端按揉外劳宫 30 次。外劳宫在手背，与内劳宫相对。

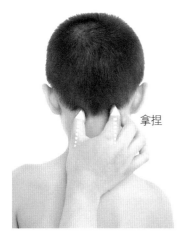

拿捏

③ 拿风池：以拇指和食、中二指相对用力拿捏风池 1~2 次。风池位于枕外隆突下，胸锁乳突肌上端与斜方肌上端之间的凹陷中，左右各一穴。

>> 往后翻

若体温下降至正常，可用第 97 页手法巩固。

紧急治疗风热感冒发热，清天河水、退六腑、补肺经

风热感冒，是由风热侵入体表，肺气失和所致。这时候要用清热凉血的手法。

!　**注 意**

按摩肺经时要注意按摩方向，以免影响效果。

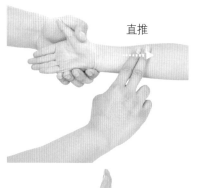

直推

❶ **清天河水：**用食、中二指面自腕向肘直推天河水 30~50 次。天河水在前臂正中，总筋至曲泽成一直线。

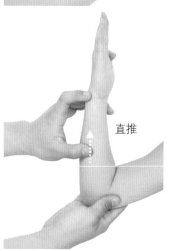

直推

❷ **退六腑：**用拇指面或中指面自肘向腕直推六腑 30 次。六腑在前臂尺侧，阴池至肘成一直线。

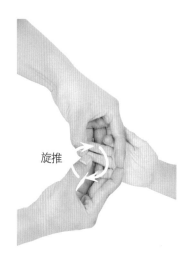

旋推

❸ **补肺经：**用拇指螺纹面旋推肺经 30 次。肺经在双手无名指末节螺纹面。

≫　**往右看**

若体温下降至正常，可按下页手法巩固。

这样按摩才能好彻底

当宝宝体温降到 37.5℃，再接着按摩以下四个穴位，可以帮助宝宝将体温降到正常水平，缓解宝宝不舒服的状况。

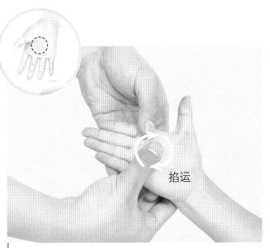

掐运

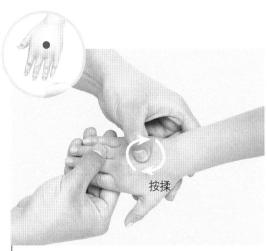

按揉

1 运内八卦：用拇指指端顺时针方向掐运内八卦 300 次。内八卦在手掌面，以掌心为圆心，从圆心至中指根横纹约 2/3 处为半径所作的圆周。

2 揉外劳宫：用拇指指端按揉外劳宫 300 次。外劳宫在掌背中，与内劳宫相对。

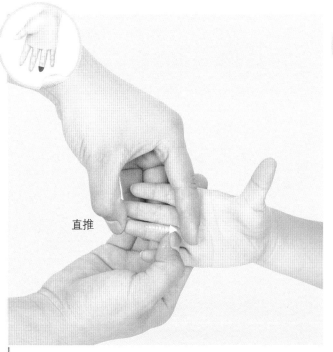

直推

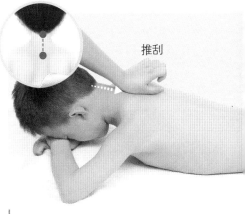

推刮

4 推刮天柱骨：用大鱼际自上向下，单方向快速推动天柱骨 100 次。天柱骨在颈后发际正中至大椎穴成一直线。

3 清肺经：向指根方向直推肺经 300 次。肺经在双手无名指末节螺纹面。

感冒

感冒时宝宝会出现鼻塞、流鼻涕、干咳、咽喉有不适感,甚至肿痛等症状,有的宝宝还会有发热、头痛、怕冷、全身乏力,或出现食欲不振、呕吐等消化不良症状。其中全身症状为主要症状,局部症状比较轻,多数伴有发热。

感冒与小儿麻疹

共同点有发热、咳嗽,若高热不退、出现红色斑丘疹,颊黏膜上有麻疹黏膜斑,这是小儿麻疹不同于感冒的症状。

➕ 专家教你这样做

感冒就是平时说的伤风,宝宝免疫力比较低,容易感冒,况且宝宝肺气弱,很容易为外邪所伤,其中主要以寒邪为主。按摩时,主要以提升肺守卫气的能力、提升正气为主,同时也要增强抵抗力。不少疾病的初期症状都与感冒类似。

处方

1. 紧急缓解方:开天门、推坎宫、运太阳、揉耳后高骨。
2. 巩固疗法:清天河水、清肺经、揉天突、黄蜂出洞、总收法。
3. 推荐食材:给宝宝多喝水。可用金银花、薄荷等泡水或煮水,缓解感冒症状。
4. 禁忌食材:油腻、燥热的食物。风寒感冒不宜吃寒凉食物,风热感冒不宜吃温补食物。
5. 按摩时间与次数:每天 2 次,以微汗出、自觉舒适为宜,切勿发汗太过。
6. 按摩介质:风寒感冒可用生姜汁,风热感冒可用薄荷水。

➕ 加减方

风寒:发热、无汗、清鼻涕,加推三关。
风热:发热重、有汗、鼻涕黄稠,加清肺经。

陈皮瘦肉粥

材料: 陈皮 5 克,猪瘦肉 25 克,大米 50 克,盐少许。

做法: 瘦肉切丁。陈皮和大米一起放入砂锅里,加水煮沸,加瘦肉丁和盐,煮熟。

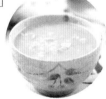

能缓解感冒咳嗽痰多

冬瓜海带薏米汤

材料: 冬瓜 100 克,海带 30 克,薏米 20 克,盐少许。

做法: 冬瓜切块,海带切丝,薏米浸泡。一起加水煮汤,煮熟加盐。

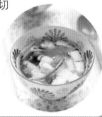

清热解暑,健脾利湿,风热感冒、食欲缺乏时食用

➕ 妈妈要注意的护理细节

1. 每次按摩后要给宝宝盖好被子保温,以免再次受风寒。
2. 宝宝感冒发热是常见现象,有的发热 3~5 天,有的 7~10 天,妈妈要注意病情,坚持治疗。

紧急缓解感冒症状,开天门、推坎宫、运太阳、揉耳后高骨

对各种感冒都有效,风寒感冒恢复较快,其他感冒恢复较慢。

注 意

按摩时手法力度要柔和均匀,以每分钟不超过 200 次的速度为宜。

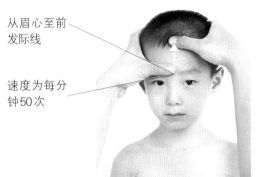

从眉心至前发际线

速度为每分钟50次

1 开天门:用两拇指自下而上交替直推天门 50~100 次。天门在头部从眉心至前发际线。

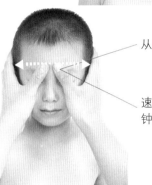

从眉头至眉梢

速度为每分钟50次

2 推坎宫:用两拇指螺纹面自眉头向眉梢分推坎宫 50~100 次。坎宫在头部,眉头至眉梢。

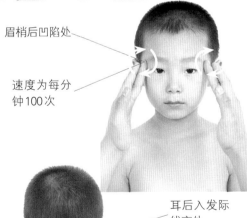

眉梢后凹陷处

速度为每分钟100次

3 运太阳:用中指指端向耳方向揉运太阳 50~100 次。太阳在眉梢后凹陷处,左右各一穴。

耳后入发际线高处

速度为每分钟100次

4 揉耳后高骨:用中指指端揉耳后高骨 30 次。耳后高骨在两侧耳后入发际线高处。

往后翻

若感冒症状有所缓解,可用下页手法巩固。

这样按摩才能好彻底

按摩能增强宝宝抵抗力，提升宝宝机体的各项免疫功能，使身体能发挥抗病能力，抵抗病菌和细菌的感染，治疗感冒的同时又可以防病。

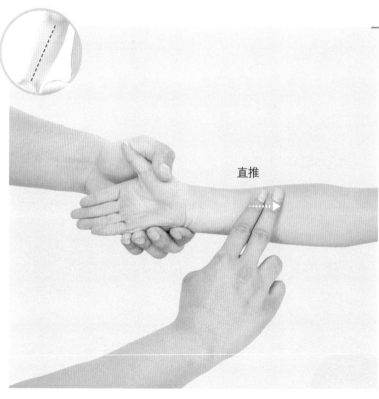

直推

1 清天河水：用食、中二指螺纹面自腕向肘直推天河水 200 次。天河水在前臂正中，总筋至曲泽成一直线。

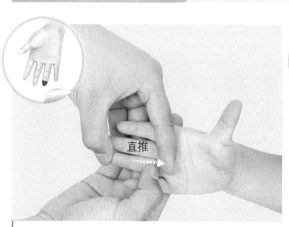

直推

2 清肺经：向指根方向直推肺经 200 次。肺经在双手无名指末节螺纹面。

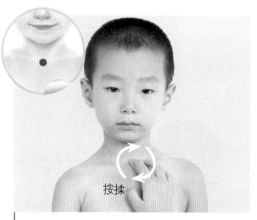

按揉

3 揉天突：用中指指端揉天突 100 次。天突在胸骨上窝正中。

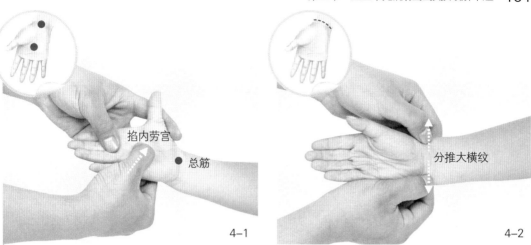

掐内劳宫

总筋

4–1

分推大横纹

4–2

4 **黄蜂出洞:** 用拇指指甲掐内劳宫、总筋各 10 次,再分推大横纹 30 次,掐中指根部和小天心各 10 次。内劳宫在双手掌心中,屈指时中指和无名指之间中点。总筋在双手掌后腕横纹中点。大横纹在双手掌后横纹。小天心在双手大小鱼际交接处凹陷中。

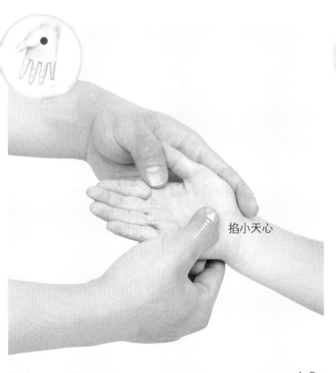

掐小天心

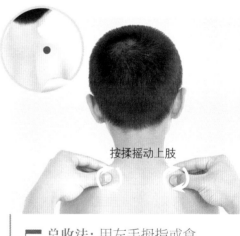

按揉摇动上肢

5 **总收法:** 用左手拇指或食、中指按揉宝宝肩井,右手拿住其同侧手指,屈伸肘腕并摇动其上肢 20 次左右。肩井在大椎和锁骨肩峰端连线中点。

4–3

咳嗽

如果宝宝咳嗽超过 4 周，就有可能是慢性咳嗽。有的宝宝除了咳嗽以外没有其他表现，有的则伴有痰、喘息，或有鼻塞、流鼻涕、喉咙干痒等症状。咳嗽四季都可发生，但以冬、春季节最为多见，晨起或夜晚可能会加重。

风寒咳嗽和风热咳嗽

风寒咳嗽，咳痰清稀，鼻塞涕清，头身疼痛，无汗，口不渴；风热咳嗽，痰黄稠，鼻流浊涕，咳嗽不畅，出汗，口渴。

✚ 专家教你这样做

宝宝干咳，并不是没有痰，而是肺燥津液少，痰附着在呼吸道上无法排出。因此，按摩要以宣肺、止咳、化痰为主。另外，还要注意观察宝宝是否有鼻塞、流鼻涕、咽喉有异物感等症状，干咳也有可能是气道问题引起的。

处方

🌿 1. 紧急止咳：清肺经、推膻中、运内八卦。

2. 巩固疗法：补脾经、补肾经、拿风池、掐揉五指节、掐揉精宁、按揉乳旁、按揉乳根。

🌿 3. 推荐食材：风寒咳嗽要吃温肺化痰的食物，如核桃、陈皮等；风热咳嗽要吃清热化痰的食物，如梨、白萝卜等。

4. 禁忌食材：煎炸、油腻、辛辣刺激的食物，比如炸薯条、辣椒等。

⏰ 5. 按摩时间与次数：按摩治疗每天 1 次，10 天为 1 个疗程。

6. 按摩介质：风寒咳嗽可用生姜汁，风热咳嗽可用薄荷水。

✚ 加减方

风寒咳嗽：加按揉肺俞、按揉脾俞。

风热咳嗽：加按揉丰隆、清天河水。

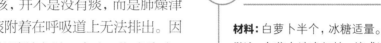

白萝卜汁

材料：白萝卜半个，冰糖适量。

做法：白萝卜洗净切块，榨成汁，加入适量冰糖加热至融化，温热服下，每天 3 次。

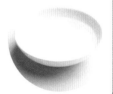

对风热咳嗽有止咳作用，适用于咳嗽、痰黄稠、出汗

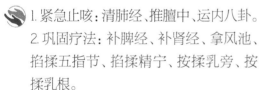

川贝炖雪梨

材料：川贝粉 3 克，雪梨 1 个，冰糖适量。

做法：雪梨洗净去皮，切成小块，和川贝粉、冰糖一起放在大碗里，隔水蒸至雪梨熟软即可食用。

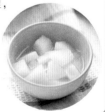

能清肺润燥，化痰止咳

✚ 妈妈要注意的护理细节

宝宝咳嗽的原因很多，除了呼吸道感染所致的咳嗽外，还有急性支气管炎、支原体肺炎、支气管肺炎、百日咳等。如需用药，妈妈要先让医生确诊咳嗽原因，再根据医嘱用药。

🚨 **紧急**止咳，清肺经、推膻中、运内八卦

小儿按摩重在宣肺、止咳、化痰。清肺经能宣肺清热、化痰；推膻中能缓解胸闷症状；运内八卦能止咳平喘。

> ❗ **注意**
>
> 如果宝宝咳嗽时有痰鸣声，可以改推膻中为按揉膻中，能快速止咳平喘。

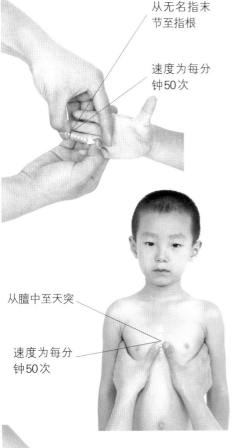

从无名指末节至指根

速度为每分钟50次

① **清肺经**：用拇指螺纹面向指根方向直推肺经 400 次。肺经在双手无名指末节螺纹面。

从膻中至天突

速度为每分钟50次

② **推膻中**：用拇指桡侧缘或食、中二指螺纹面自膻中向上直推至天突 100 次。膻中在前正中线上，两乳头连线的中点处。

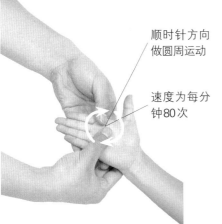

顺时针方向做圆周运动

速度为每分钟80次

③ **运内八卦**：用拇指指端顺时针方向掐运内八卦 100~300 次。内八卦在手掌面，是以掌心为圆心，从圆心至中指根横纹约 2/3 处为半径所作的圆。

> ≫ **往后翻**
>
> 如果急性咳嗽有所缓解，可以通过下页手法巩固。

这样按摩才能好彻底

一般宝宝咳嗽 4 周以上为慢性咳嗽，根据病情不同咳嗽时间的长短也不同，妈妈可以继续按摩，帮助宝宝缓解咳嗽。

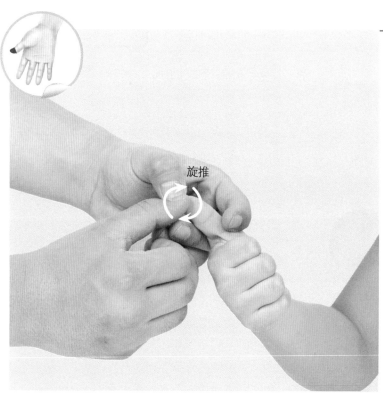

1 **补脾经**：用拇指螺纹面旋推脾经 400 次。脾经在双手拇指末节螺纹面。

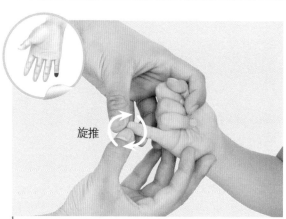

2 **补肾经**：用拇指螺纹面旋推肾经 100 次。肾经在双手小指末节螺纹面。

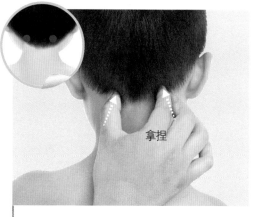

3 **拿风池**：以拇指和食、中指两指相对用力拿捏风池 10~20 次。风池位于枕外隆突下，胸锁乳突肌上端与斜方肌上端之间的凹陷中，左右各一穴。

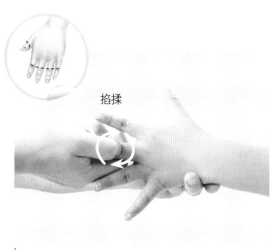

掐揉

4 **掐揉五指节**:用拇指指甲依次掐揉五指节各 10~20 次。五指节在双手掌背五指第 1 指间关节。

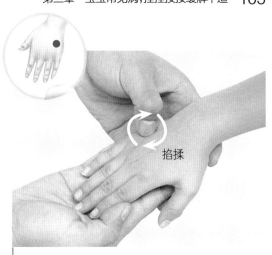

掐揉

5 **掐揉精宁**:用拇指指甲掐揉精宁 20 次。精宁在手背第 4、5 掌骨歧缝间。

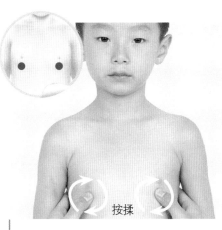

按揉

7 **按揉乳根**:用拇指螺纹面按揉乳根 50 次。乳根在乳下 0.2 寸。

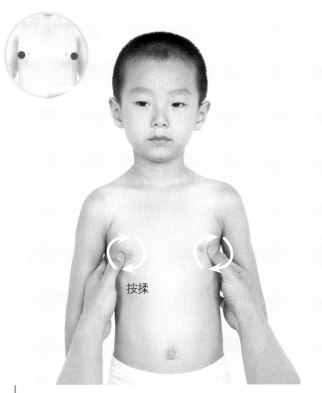

按揉

6 **按揉乳旁**:用拇指螺纹面按揉乳旁 50 次。乳旁在乳外 0.2 寸。

婴幼儿肺炎

婴幼儿肺炎是指宝宝出现不同程度的发热、咳嗽、呼吸急促、呼吸困难和肺部啰音等症状。最初症状是发热或咳嗽，身体瘦弱的宝宝也可能不发热。严重时宝宝可能会鼻翼扇动，口唇发青、发紫。

婴幼儿肺炎和支气管哮喘

支气管哮喘一般表现为咳嗽、喘息喉鸣、呼吸困难，反复发作；婴幼儿肺炎有发热、咳嗽、肺部啰音等表现，通常一次治愈。

✚ 专家教你这样做

肺炎是宝宝的常见病，3岁以内的宝宝在冬、春季患肺炎的较多，一般由病毒或细菌引起，常在感冒或咽炎等病症后发生。肺炎的起病可缓可急，一般在上呼吸道感染后数天至1周左右发病。婴幼儿肺炎，一般要2周时间才能好转，治疗应以药物为主，再以按摩疗法做辅助可明显减轻不适症状，解表、排痰、清肺。

罗汉果饮

材料： 罗汉果10克。

做法： 罗汉果洗净捣碎，放入杯中，用热水冲泡15分钟，即可给宝宝饮用。

能润肺止咳，适合肺热或肺燥咳嗽宝宝饮用，适合2岁以上宝宝饮用

处方

 1. 紧急止咳：清肺经、揉肺俞、揉天突。

2. 巩固疗法：掐揉小天心、揉外劳宫、推三关、退六腑、清天河水、掐揉掌小横纹、补肾经。

 3. 推荐食材：可给宝宝食用清肺热或滋阴润肺的食物，比如雪梨、枇杷、白萝卜、百合等。

4. 禁忌食材：煎炸、油腻、辛辣刺激、燥热、上火、生痰的食物，比如炸薯条、辣椒、葱、蒜、桂圆、荔枝等。

 5. 按摩时间与次数：按摩治疗每天2次，直至完全治愈。

6. 按摩介质：可用薄荷水、凉水。

百合枇杷莲藕羹

材料： 百合、莲藕各30克，枇杷20克，冰糖适量。

做法： 将百合、莲藕和枇杷倒入锅内，加水煮熟，加冰糖调味。

能滋阴润肺，清热止咳，缓解肺燥

✚ 妈妈要注意的护理细节

1. 给宝宝穿衣别太厚，保持室内有一定湿度。

2. 要给宝宝适当饮水，可加少量的橘子汁。

3. 每日早晚，可用棉签蘸温开水，清洁宝宝鼻腔。

紧急止咳，清肺经，揉肺俞、天突

小儿按摩重在解表、排痰、清肺。清肺经能宣肺清热、化痰；揉肺俞能补肺益气、止咳化痰；揉天突能宣肺利咽、定喘止呃。

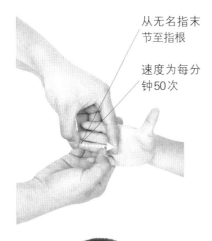

从无名指末节至指根

速度为每分钟50次

① **清肺经：** 向指根方向直推肺经 200 ~ 500 次。肺经在双手无名指末节螺纹面。

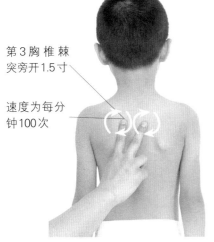

第3胸椎棘突旁开1.5寸

速度为每分钟100次

② **揉肺俞：** 用食、中二指指端分别按揉左右肺俞 100 次。肺俞在第 3 胸椎棘突下，旁开 1.5 寸，左右各一穴。

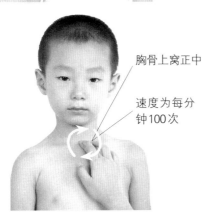

胸骨上窝正中

速度为每分钟100次

③ **揉天突：** 用中指指端按揉天突 100 次。天突在胸骨上窝正中。

≫ 往后翻

如果咳嗽有所缓解，可以通过下页手法巩固。

这样按摩才能好彻底

婴幼儿肺炎治疗一般 1 周左右能有所好转，1~2 周或更长时间才可以痊愈。在药物治疗过程中配合按摩，恢复效果会更好。

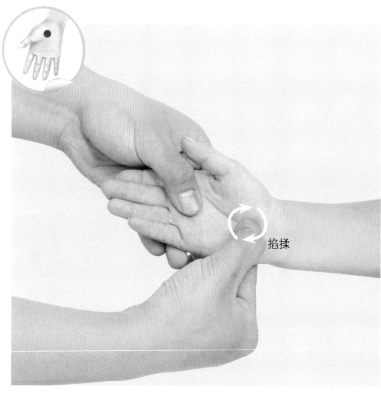

掐揉

1 掐揉小天心：用拇指指端掐揉小天心 100~300 次。小天心在双手大小鱼际交接处凹陷中。

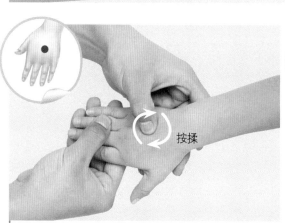

按揉

2 揉外劳宫：用拇指指端按揉外劳宫 300 次。外劳宫在手背，与内劳宫相对。

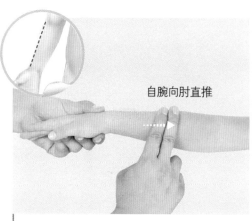

自腕向肘直推

3 推三关：用拇指桡侧面或食、中指螺纹面自腕向肘推上三关 100~300 次。三关在前臂桡侧，阳池至曲池成一直线。

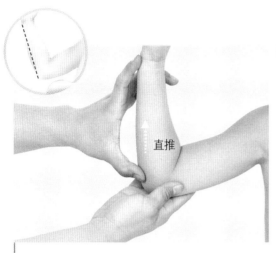

直推

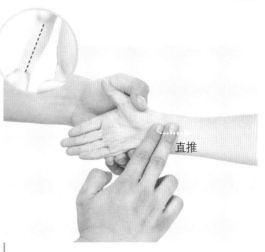

直推

4 **退六腑:** 用拇指螺纹面自肘向腕直推六腑 100~300 次。六腑在前臂尺侧,阴池至肘成一直线。

5 **清天河水:** 用食、中二指螺纹面自腕向肘直推天河水 300 次。天河水在前臂正中,总筋至曲泽成一直线。

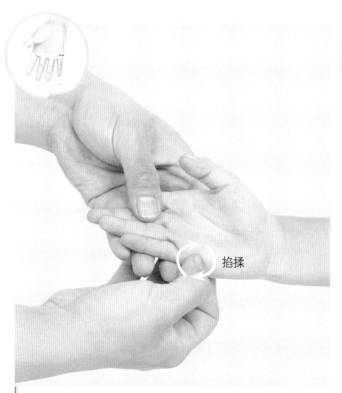

掐揉

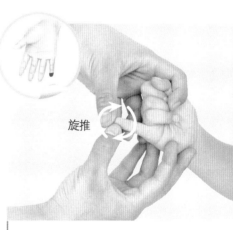

旋推

7 **补肾经:** 用拇指螺纹面旋推肾经 200~500 次。肾经在双手小指末节螺纹面。

6 **掐揉掌小横纹:** 用拇指指端掐揉掌小横纹 200 次。掌小横纹在掌面小指根下,尺侧掌纹头。

支气管哮喘

支气管哮喘是一种过敏性疾病，支气管哮喘主要表现为咳嗽、气急、喘息喉鸣、憋闷、呼吸困难，严重时胸部胃上窝、肋骨的间隙和胸骨下剑突处吸气时会凹陷下去，出现口唇发青或发紫、面色苍白、明显缺氧等症状。

> **支气管哮喘和急性支气管炎**
>
> 支气管哮喘表现为咳嗽、喘息喉鸣、呼吸困难，反复发作；急性支气管炎会有咳嗽、发热等同样症状，但无呼吸困难。

➕ 专家教你这样做

大多数患支气管哮喘的宝宝在5岁之前发病，其中3岁前发病的概率为一半。支气管哮喘如果得到良好的医治，大部分患儿在青春期前后就会停止发作。过敏体质的宝宝，如果加上外界花粉、灰尘等过敏原，以及粉尘、雾霾等有害的外界环境刺激，就容易得过敏性疾病。宝宝肺、脾、肾三脏不足，脾气虚弱、痰浊内生是本病的主要发病因素。

处方

 1. 紧急止喘：补脾经、补肺经、补肾经。

2. 巩固疗法：运内八卦、推三关、清天河水、推掌小横纹、掐揉一窝风、揉天突、按揉定喘。

3. 推荐食材：饮食宜清淡、易消化，食用补脾、肺、肾食物。

4. 禁忌食物：易过敏食物，如虾、蟹、牛奶等；寒凉、生冷食物和肥腻食物；过甜、酸、咸食物。

5. 按摩时间与次数：按摩治疗每天2次，缓解期每天1次。哮喘发作期间，以药物治疗为主，配合按摩，以增强疗效。缓解期只用按摩即可。

6. 按摩介质：葱姜水。

红枣炖南瓜

材料：红枣6个，南瓜200克，红糖适量。

做法：红枣洗净，去核；南瓜去皮，切成小块。将南瓜和红枣放入砂锅，大火煮开后转小火，炖至南瓜熟烂，加红糖即可。

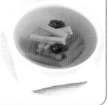

能止咳平喘，补脾气

蜂蜜生姜汁

材料：生姜30克，蜂蜜适量。

做法：生姜捣烂取汁，和适量蜂蜜搅匀，分3次用开水冲服，注意不要太甜，宝宝能接受味道即可。

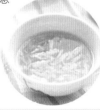

适合寒性哮喘饮用

➕ 妈妈要注意的护理细节

1. 得过婴儿湿疹的宝宝，得支气管哮喘的概率比较高，妈妈在日常生活中要多加观察，预防哮喘病。

2. 如宝宝患有鼻窦炎或龋齿，要尽早彻底治疗。

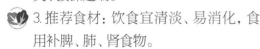

🔔 **紧急**止喘,补脾经、肺经、肾经

对于支气管哮喘,按摩主要以宣肺、健脾、补肾为主,以补肺、脾、肾的不足,缓解脾气虚弱、痰浊内生的情况。

❗ **注意**

有微烦不安、喉咙痒、胸闷、干咳等症状,可能是支气管哮喘先兆,除了遵医嘱,也可通过按摩辅助缓解。

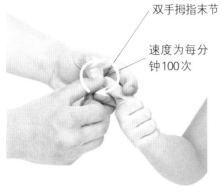

双手拇指末节

速度为每分钟100次

1 补脾经:用拇指螺纹面旋推脾经 300~500 次。脾经在双手拇指末节螺纹面。

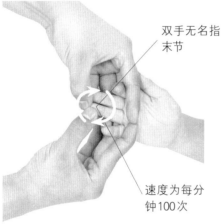

双手无名指末节

2 补肺经:用拇指螺纹面旋推肺经 500 次。肺经在双手无名指末节螺纹面。

速度为每分钟100次

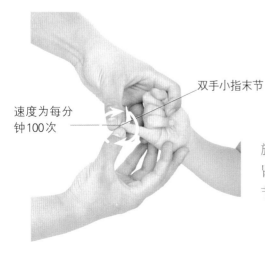

速度为每分钟100次

双手小指末节

3 补肾经:用拇指螺纹面旋推肾经 500 次。肾经在双手小指末节螺纹面。

≫ **往后翻**

如果哮喘有所缓解,可以通过下页手法巩固。

这样按摩才能好彻底

支气管哮喘通常会反复发作，平时可按摩一下穴位以缓解症状，预防支气管哮喘发作。

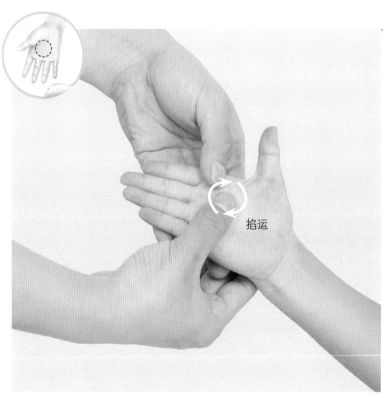

掐运

1 运内八卦：用拇指顺时针方向掐运内八卦 300 次。内八卦在手掌面，是以掌心为圆心，从圆心至中指根横纹约 2/3 处为半径所作的圆。

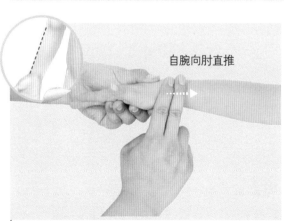

自腕向肘直推

2 推三关：用拇指桡侧面或食、中指螺纹面自腕向肘推上三关 300 次。三关在前臂桡侧，阳池至曲池成一直线。

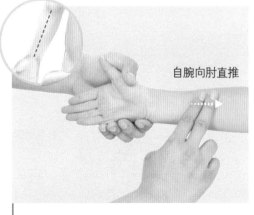

自腕向肘直推

3 清天河水：用食、中二指螺纹面自腕向肘直推天河水 100 次。天河水在前臂正中，总筋至曲泽成一直线。

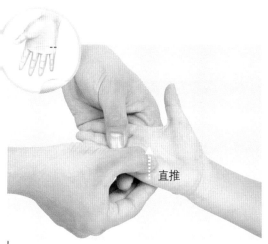

直推

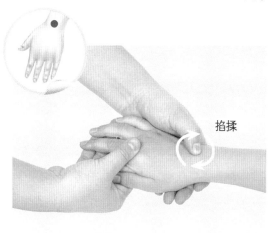

掐揉

4 推掌小横纹: 用拇指桡侧缘从小指侧向拇指侧直推掌小横纹 100 次。掌小横纹在掌面小指根下,尺侧掌纹头。

5 掐揉一窝风: 用拇指指端掐揉一窝风 100 次。一窝风在手背腕横纹正中凹陷处。

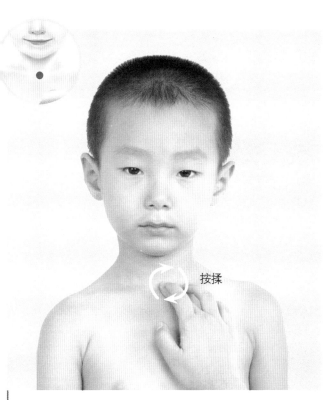

按揉

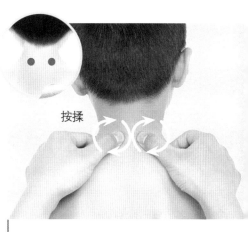

按揉

7 按揉定喘: 用拇指螺纹面按揉定喘 200 次。大椎穴旁开 0.5 寸,左右各一穴。

6 揉天突: 用中指指端揉天突 100 次。天突在胸骨上窝正中。

急性支气管炎

急性支气管炎，开始时有上呼吸道感染的症状，如咳嗽、发热，但无呼吸困难。以后咳嗽逐渐加重并且有痰，起初是白色黏痰，几天后变成浓痰，会出现头痛、疲乏、食欲缺乏、呕吐、腹泻等症。小宝宝症状较重，大点的宝宝症状较轻。

 急性支气管炎和婴幼儿肺炎
婴幼儿肺炎症状严重一些，会出现精神萎靡、食欲缺乏、烦躁不安、呼吸加快；急性支气管炎精神状态良好，无呼吸困难。

✚ 专家教你这样做

急性支气管炎，多数是由感冒发展而来的，有些是肺炎的早期表现，也有的是小儿急性传染病如麻疹、百日咳等疾病的一种早期表现。其中小儿毛细支气管炎很常见，一般冬季发病率较高，会出现发热、干咳、喘息憋闷等症状。在药物治疗的基础上，配合按摩治疗能缓解发热、咳嗽的症状，缓解宝宝痛苦。

处方

1. 紧急缓解方：开天门、推坎宫、运太阳。
2. 巩固疗法：水底捞明月、退六腑、清肺经、揉天突、分推膻中、按揉肺俞、按揉足三里。
3. 推荐食材：宜吃清淡、健脾、益肺、化痰的食物，如山药、红枣、枇杷、雪梨等。
4. 禁忌食材：不宜吃过于刺激的食物，如辣椒、胡椒等；不宜吃太甜、太咸或过冷、过热的食物。
5. 按摩时间与次数：按摩治疗每天2次，3天为1个疗程。
6. 按摩介质：水。

✚ 加减方

咳嗽频繁，呼吸声加重：加按揉风门。

苏子粥

材料： 苏子10克，大米100克，红糖适量。
做法： 将苏子洗净，先用水煮汁，滤渣，将汁液与大米、红糖一起倒入砂锅，加适量水煮至粥成。

能顺气化痰、活血化瘀，适合急、慢性支气管炎宝宝食用

蜜糖金银花水

材料： 金银花、蜜糖各30克。
做法： 金银花加水500毫升，熬煮后去渣取汁，凉凉后加入蜜糖，搅拌均匀后分3次饮用。

能缓解急性支气管炎咳嗽，预防流行性感冒

✚ 妈妈要注意的护理细节

妈妈可帮助宝宝拍痰。拍打的时候妈妈的手要隆起成掌心空空的杯子状，从背部肋骨最下端从下向上叩打，避开脊柱，最好隔着衣服，以宝宝不觉得疼痛为佳，半小时左右即可。

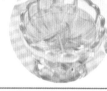

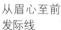

紧急缓解急性支气管炎，开天门、推坎宫、运太阳

这三种手法对急性支气管炎的发热、咳嗽等症状有缓解作用，能够疏风解表，镇惊安神。

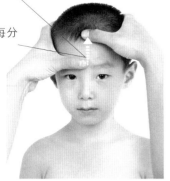

从眉心至前发际线

速度为每分钟50次

1 开天门：两拇指自下而上交替直推天门50~100次。天门在两眉中间（印堂）至前发际正中的一条直线，就是额头的正中线。

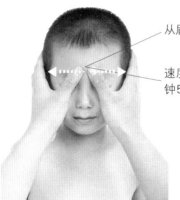

从眉头至眉梢

速度为每分钟50次

2 推坎宫：用两拇指自眉头向眉梢分推坎宫50~100次。坎宫在自眉心起沿眉向眉梢成一横线。

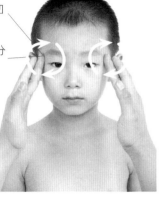

眉梢后凹陷处

速度为每分钟100次

3 运太阳：用中指指端向耳方向揉运太阳50~100次。太阳在眉梢后凹陷处，左右各一穴。

» **往后翻**

如果急性支气管炎有所缓解，可以通过下页手法巩固。

这样按摩才能好彻底

在巩固疗效时，需要清肺经之热、清热凉血、止咳化痰。水底捞明月、退六腑、清肺经、揉足三里都有清热凉血的功效；揉天突能宣肺定喘；分推膻中、按揉肺俞能止咳化痰；揉足三里可以调中理气。

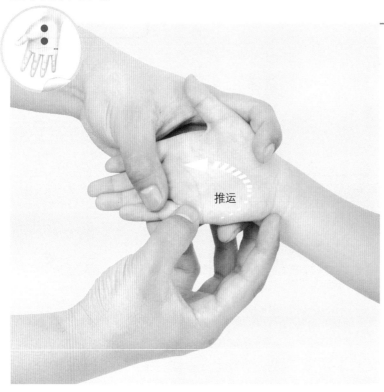

推运

1 水底捞明月：滴凉水于内劳宫处，用拇指指端蘸水由小指根推运起，经掌小横纹、小天心至内劳宫，推运50~100次。内劳宫在双手掌心中，屈指时中指和无名指之间的中点。掌小横纹在掌面小指根下，尺侧掌纹头。小天心在手部，大小鱼际交接处凹陷中。

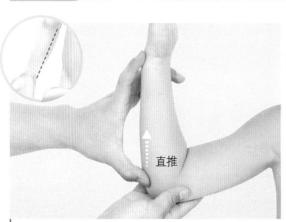

直推

2 退六腑：用拇指螺纹面自肘向腕退六腑100次。六腑在前臂尺侧，阴池至肘成一直线。

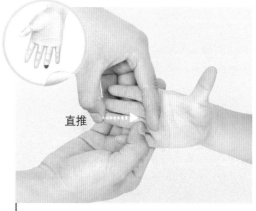

直推

3 清肺经：向指根方向直推肺经400次。肺经在双手无名指末节螺纹面。

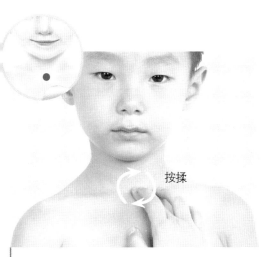

按揉

4 **揉天突:**用中指指端按揉天突100次。天突在胸骨上窝正中。

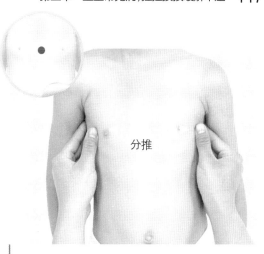

分推

5 **分推膻中:**用两手拇指桡侧缘自膻中向两侧分推至乳头100次。膻中在前正中线上,两乳头连线的中点处。

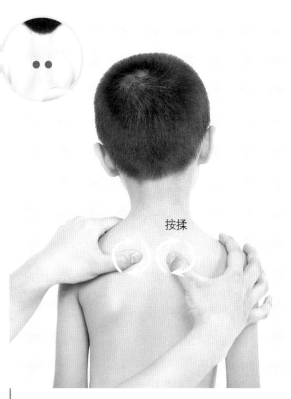

按揉

6 **按揉肺俞:**用拇指指端按揉肺俞50次。肺俞在第3胸椎棘突下,旁开1.5寸,左右各一穴。

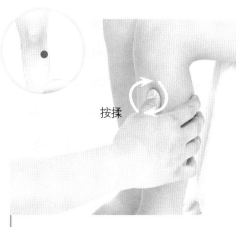

按揉

7 **按揉足三里:**用拇指螺纹面按揉足三里50次。足三里在外膝眼下3寸,胫骨前嵴外1横指处,左右各一穴。

慢性支气管炎

慢性支气管炎的最主要表现为咳嗽反复发作，急性发作时，可见发热、咳嗽、有痰，但量不多。因为病程一般较长，宝宝可能比其他同龄的宝宝瘦，体质也相对较差。肺部听诊一般正常，也可闻及湿性粗啰音。冬季发作较多，早晚加重。

 慢性支气管炎和支气管哮喘
两者主要表现均为反复咳嗽，区别在于慢性支气管炎发作时能听到湿性粗啰音，而支气管哮喘发作时两肺有明显哮鸣音。

➕ 专家教你这样做

慢性支气管炎多与慢性副鼻窦炎、扁桃体炎的分泌物刺激有关，也可由长期吸入有害烟尘、支气管受刺激所致。每年发作时间一般超过2个月，多见于2岁以内的宝宝。慢性支气管炎发病的时间长，发作时间与季节、温度的变化有关，家长们在日常生活中要注意。按摩时以化痰止咳，宣肺平喘为主。

处方

 1. 紧急缓解方：揉掌小横纹、揉肺俞、运内八卦。
2. 巩固疗法：补脾经、补肺经、补肾经、推天河水、分推膻中、揉足三里、擦涌泉。
3. 推荐食物：雪梨、川贝、猪肺等清肺热食物，莲子、百合、枇杷等滋阴润肺食物。
4. 禁忌食物：忌食油腻、辛辣刺激、生痰的食物，比如肥肉、辣椒、葱、蒜等。
⏰ 5. 按摩时间与次数：按摩治疗每天1次，10天为1个疗程。大多数宝宝需治疗4个疗程以上，每个疗程之间间隔1~2天。
6. 按摩介质：葱姜水。

➕ 加减方

咳嗽频繁，呼吸声加重：加按揉风门。

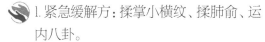

冬瓜白萝卜汤

材料： 冬瓜200克，白萝卜1根，盐、芝麻油各适量。

做法： 冬瓜去皮切块；白萝卜去皮切块。将食材放入砂锅，加水，大火煮沸后转小火，调味。

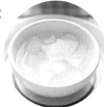

可缓解咳嗽痰多、气喘

猪肺银耳汤

材料： 猪肺1个，雪梨4个，银耳2朵，生姜4片，盐适量。

做法： 猪肺洗净切块，和其他食材倒入砂锅，加姜片炖1小时，加盐。

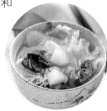

可润肺化痰。可按比例减少食材的量

➕ 妈妈要注意的护理细节

1. 冬、春季为流感流行季节，不要带宝宝去公共场所，家里有感冒病人，要进行隔离。
2. 根据宝宝的身体条件进行适当的体育锻炼，增强身体免疫力，锻炼宝宝对寒冷的适应能力。

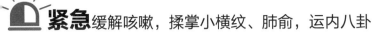 **紧急**缓解咳嗽,揉掌小横纹、肺俞,运内八卦

慢性支气管炎发作时,先缓解宝宝咳嗽、喘息、有痰等症状,揉掌小横纹对痰热咳喘有效;揉肺俞能止咳化痰;运内八卦能缓解咳嗽痰喘。

> **注意**
>
> 严重的持续性呼吸窘迫,如呼噜声、明显的胸壁凹陷,要及时去医院就诊。

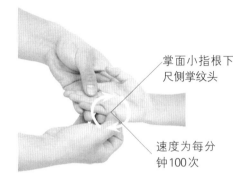

掌面小指根下尺侧掌纹头

速度为每分钟100次

① **揉掌小横纹:**用拇指指端按揉掌小横纹300次。掌小横纹在掌面小指根下,尺侧掌纹头。

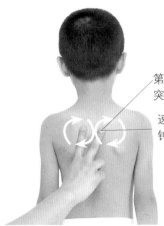

第3胸椎棘突旁开1.5寸

速度为每分钟100次

② **揉肺俞:**用食、中二指指端按揉肺俞100次。肺俞在第3胸椎棘突下,旁开1.5寸,左右各一穴。

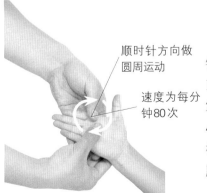

顺时针方向做圆周运动

速度为每分钟80次

③ **运内八卦:**用拇指指端顺时针方向掐运内八卦100次。内八卦在手掌面,是以掌心为圆心,从圆心至中指根横纹约2/3处为半径所作的圆。

> **≫ 往后翻**
>
> 如果慢性支气管炎有所缓解,可以通过下页手法巩固。

这样按摩才能好彻底

按摩缓解慢性支气管炎需要宣肺平喘、化痰止咳，还要给宝宝做保健按摩，增强宝宝体质，提高免疫力。按摩效果以宝宝微微发汗为佳。

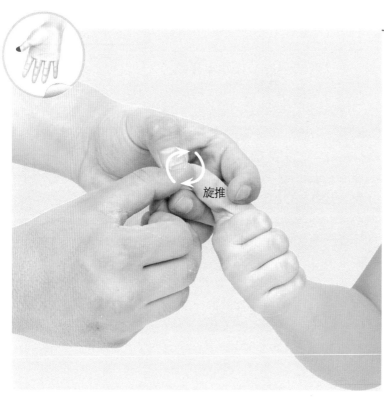

旋推

1 **补脾经：**用拇指螺纹面旋推脾经 400 次。脾经在双手拇指末节螺纹面。

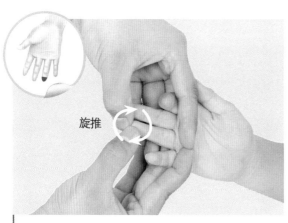

旋推

2 **补肺经：**用拇指螺纹面旋推肺经 400 次。肺经在双手无名指末节螺纹面。

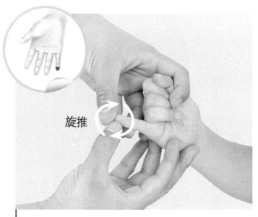

旋推

3 **补肾经：**用拇指螺纹面旋推肾经 400 次。肾经在双手小指末节螺纹面。

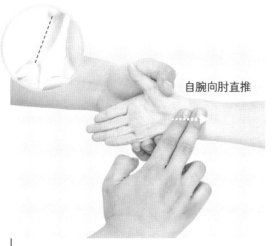

自腕向肘直推

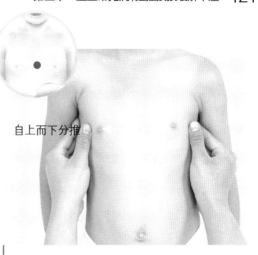

自上而下分推

4 **推天河水：**用食、中二指螺纹面自腕向肘直推天河水 100 次。天河水在前臂正中，总筋至曲泽成一直线。

5 **分推膻中：**用两手拇指桡侧缘自膻中向两侧分推至乳头 100 次。膻中在前正中线上，两乳头连线的中点处。

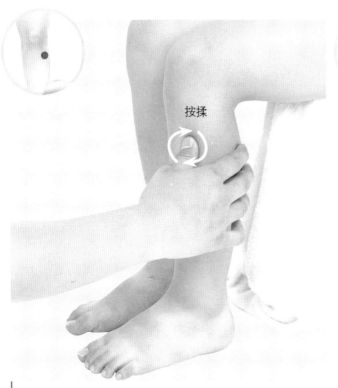

按揉

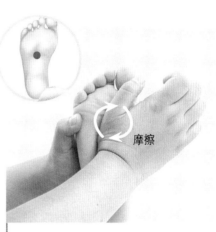

摩擦

7 **擦涌泉：**用手掌面大鱼际擦涌泉，至脚底发热为止。涌泉在双足掌心前 1/3 与后 2/3 交界处。

6 **揉足三里：**用拇指指端按揉足三里 50 次。足三里在外膝眼下 3 寸，胫骨前嵴外 1 横指处，左右各一穴。

扁桃体炎

宝宝得了急性扁桃体炎，会出现高热、发冷、呕吐、咽疼等症状。扁桃体表现为其上有斑点状白色脓性分泌物、肿大、充血红肿。慢性扁桃体炎严重时两侧肿大的扁桃体几乎碰到一起，会影响宝宝呼吸，睡觉时打鼾，甚至憋气。

> **急性扁桃体炎和慢性扁桃体炎**
>
> 共同特点为影响呼吸和睡眠。急性扁桃体炎表现为高热、发冷，而慢性扁桃体炎表现为反复发作。

✚ 专家教你这样做

扁桃体能吞噬和消灭病原微生物，对进入呼吸道的空气有过滤作用。正因为它处在与病菌战斗的"前线"，所以容易"负伤"发炎。扁桃体肥大二度至三度会影响呼吸，扁桃体反复发炎还会影响宝宝的体质。急性扁桃体炎按摩治疗宜疏风清热、散结消肿、泻火利咽；慢性扁桃体炎宜滋阴清热利咽，活血散结消肿。

处方

1. 紧急缓解方：清肺经、清天河水、退六腑。
2. 巩固疗法：补肾经、掐揉板门、掐揉小天心、掐十宣、掐拿一窝风、按揉耳门、按揉三阴交。
3. 推荐食材：宜吃清热去火、滋阴利咽的食物，如雪梨、莲藕、木耳、海带等。
4. 禁忌食材：忌食辛辣、煎炸、燥热、肥腻食品，如辣椒、炸薯条、炸鸡、肥肉等。
5. 按摩时间与次数：按摩治疗每天1次，10次为1个疗程。
6. 按摩介质：水、薄荷水。

✚ 加减方

慢性扁桃体炎：补脾经、揉肾顶。
高热：加水底捞明月。

雪梨罗汉果饮

材料： 罗汉果半个，雪梨1个。
做法： 雪梨洗净，去皮，去核，切碎捣烂，同洗净的罗汉果一起煎水饮用。

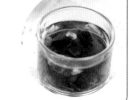

有清肺利咽、生津润燥的功效

猪肺白菜汤

材料： 猪肺250克，白菜200克，红枣2个，姜3片，盐适量。
做法： 猪肺洗净切块，炒断生。所有材料倒入砂锅，煲2小时，加盐。

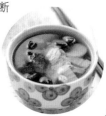

可清热润肺，适合肠胃积热不化的扁桃体炎患者食用

✚ 妈妈要注意的护理细节

1. 急性扁桃体炎的宝宝要多喝水，注意休息。若出现高热，按医嘱服退热药物，以防惊厥。
2. 患扁桃体炎的宝宝要注意口腔卫生，多锻炼身体，增强抵抗力。

紧急缓解急性扁桃体炎，清肺经、天河水，退六腑

我们前面说过，急性扁桃体炎宜疏风清热、散结消肿、泻火利咽。清肺经、清天河水和退六腑是清热、利咽的有效手法。

注意

若发热超过39℃，可给宝宝做捏脊按摩，按摩介质可用水，边蘸水边捏脊。

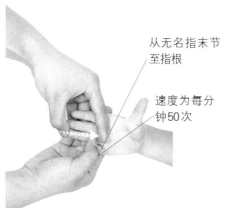

从无名指末节至指根

速度为每分钟50次

1 清肺经：用拇指螺纹面向指根方向直推肺经约300次。肺经在双手无名指末节螺纹面。

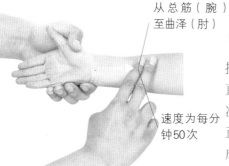

从总筋（腕）至曲泽（肘）

速度为每分钟50次

2 清天河水：用食、中二指螺纹面自腕向肘直推天河水约300次。天河水在前臂正中，总筋至曲泽成一直线。

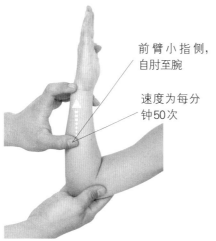

前臂小指侧，自肘至腕

速度为每分钟50次

3 退六腑：用拇指螺纹面自肘向腕直推六腑约100次。六腑在前臂尺侧，阴池至肘成一直线。

往后翻

如果急性扁桃体炎有所缓解，可以通过下页手法巩固。

这样按摩才能好彻底

以下7种手法可以作为急性扁桃体炎缓解后的其他手法，也可以作为慢性扁桃体的治疗手法。除此之外，平常妈妈还要给宝宝多做保健按摩或通过日常锻炼增强抵抗力。

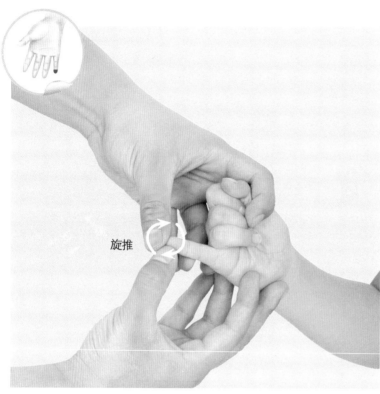

旋推

1 补肾经：用拇指螺纹面旋推肾经约400次。肾经在双手小指末节螺纹面。

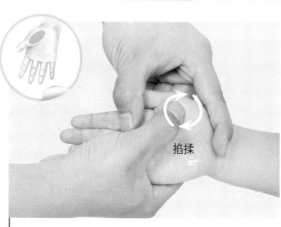

掐揉

2 掐揉板门：用拇指指端掐揉板门50~100次。板门在双手手掌大鱼际平面。

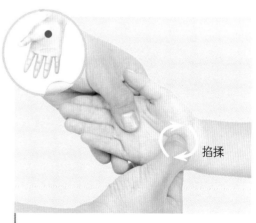

掐揉

3 掐揉小天心：用拇指指端掐揉小天心约100次。小天心在双手大小鱼际交接处凹陷中。

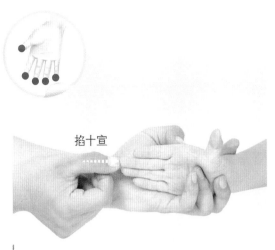

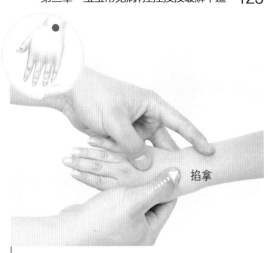

4 掐十宣：用拇指指甲掐十宣各 5~10 次。十宣在十指尖指甲内赤白肉际处。

5 掐拿一窝风：以拇指指端用力掐拿一窝风 50~100 次。一窝风在双手手背腕横纹正中凹陷处。

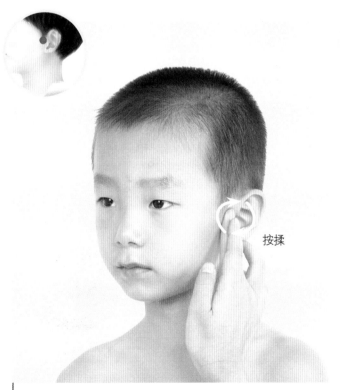

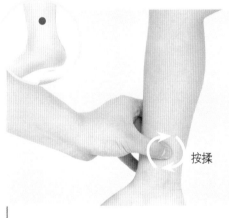

7 按揉三阴交：用拇指螺纹面按揉三阴交约 30 次。三阴交在双足内踝上 3 寸。

6 按揉耳门：用食指或中指指端按揉耳门 20~30 次。耳门在两耳屏上切迹的前方与下颌状突稍上方的凹陷处。

腺样体肥大

腺样体肥大的宝宝入睡后打鼾会比较明显,睡觉时会张口呼吸,睡不安稳,鼻子里的分泌物增多,说话有闭塞性鼻音,严重时会产生憋气现象,呼吸困难,甚至呼吸暂停。这种疾病常和慢性扁桃体炎或者扁桃体肥大同时存在。

腺样体肥大和鼻炎

二者的相似之处是鼻塞,呼吸不畅,宝宝会张口呼吸,缺氧。腺样体肥大会有:打鼾症状,而鼻炎会出现头痛、头晕、嗅觉减退。

➕ 专家教你这样做

腺样体长在鼻咽的上、后壁的交界处,腺样体如果在儿时受感染,就会肿大、发炎,可能造成永久性肥大,会影响呼吸,造成呼吸道炎症,尤其是鼻炎、鼻窦炎,甚至造成大脑缺氧,影响智力和身体的发育,造成"腺样体面容"。按摩治疗的关键是清热解毒、化痰浊、通窍,平时通过滋阴补肾巩固治疗。

处方

 1.紧急缓解方:清肺经、清天河水、按揉迎香。

2.巩固疗法:按揉扁桃体、点按廉泉、揉肺俞、清大肠、摩腹、搓涌泉、补肾经。

3.推荐食材:宜吃清淡、易消化食物,以及清热解毒、化痰、滋阴补肾的食物,如雪梨、莲藕、木耳、海带、山药等。

4.禁忌食材:忌食辛辣、煎炸、燥热、肥腻食品,如辣椒、炸薯条、炸鸡、肥肉等。

5.按摩时间与次数:按摩治疗每天1次,10次为1个疗程。

6.按摩介质:水、薄荷水。

➕ 加减方

呼吸急促:加揉板门。

雪梨荸荠汁

材料: 雪梨1个,荸荠5个。

做法: 雪梨去皮,去核,切成小块;荸荠洗净,削皮,切小块,和雪梨一起放入榨汁机,加适量温水榨汁,过滤即可。

能润肺、滋阴清热

冬瓜海带汤

材料: 冬瓜200克,海带250克,盐、植物油各适量。

做法: 锅中倒油,放海带和冬瓜略炒,加水大火煮开转小火,煮至冬瓜熟烂,加盐调味。

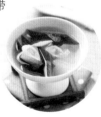

冬瓜能清热化痰,海带能消痰软坚、止咳平喘

➕ 妈妈要注意的护理细节

1. 要提高宝宝免疫力,预防长期、反复感冒。

2. 腺样体在宝宝2~6岁时增值比较快,10岁以后会慢慢萎缩,有的宝宝随着腺样体的萎缩,病情会逐渐减轻。

紧急缓解腺样体肥大，清肺经、天河水，按揉迎香

腺样体肥大，按摩首先要做的是清热解毒、化痰浊、通窍。清肺经能宣肺清热，化痰止咳；清天河水能清热解表；按揉迎香能祛风通窍。搭配使用，能缓解症状。

注意

若按摩时有便秘情况，是热邪未能及时排出的缘故，要给宝宝多喝水，吃膳食纤维丰富的食物。

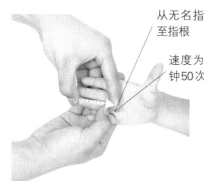

从无名指末节至指根

速度为每分钟50次

① 清肺经： 用拇指螺纹面向指根方向直推肺经约 300 次。肺经在双手无名指末节螺纹面。

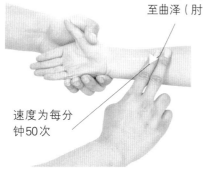

从总筋（腕）至曲泽（肘）

速度为每分钟50次

② 清天河水： 用食、中二指螺纹面自腕向肘直推天河水约 300 次。天河水在前臂正中，总筋至曲泽成一直线。

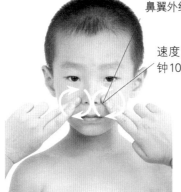

鼻翼外缘中点

速度为每分钟100次

③ 按揉迎香： 用中指螺纹面按揉迎香100次。迎香在鼻翼外缘中点，鼻唇沟中。

≫ 往后翻

如果腺样体肥大症状有所缓解，可以通过下页手法巩固。

这样按摩才能好彻底

平时可晨起给宝宝按揉以下穴位巩固治疗。如果按摩过程中出现便秘现象，可以用摩腹、清大肠的手法进行缓解。另外，搓涌泉、补肾经等手法还能起到补肾滋阴的作用。

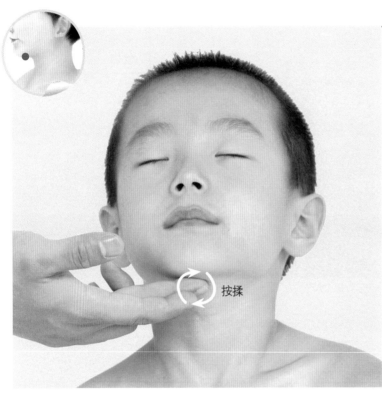

1 **按揉扁桃体：**用中指螺纹面轻揉下颌扁桃体处 30~50 次。扁桃体在颈部，口咽外侧壁的扁桃体窝内。

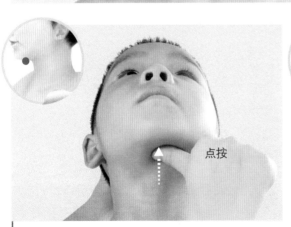

2 **点按廉泉：**用拇指螺纹面轻揉下颌廉泉 30~50 次。廉泉在颈前区，喉结上方，舌骨上缘凹陷中，前正中线上。

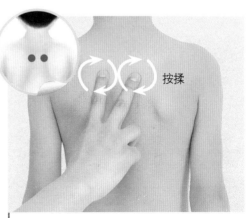

3 **揉肺俞：**用食、中指二指端按揉肺俞100次。肺俞在第3胸椎棘突下，旁开1.5寸，左右各一穴。

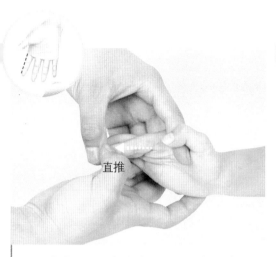

直推

4 清大肠: 用拇指螺纹面从虎口直推向食指尖 300 次。大肠在双手食指桡侧缘，自食指尖至虎口成一直线。

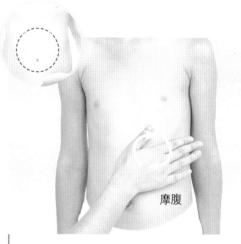

摩腹

5 摩腹: 用掌或四指旋摩腹 5~10 分钟。

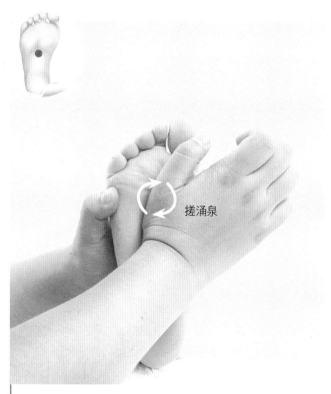

搓涌泉

6 搓涌泉: 用手掌大鱼际反复搓涌泉 200 次。涌泉在足掌心前 1/3 与后 2/3 交界处。

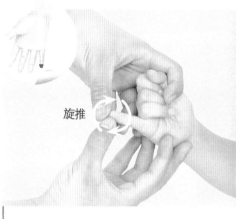

旋推

7 补肾经: 用拇指螺纹面旋推肾经约 400 次，肾经在双手小指末节螺纹面。

过敏性鼻炎

过敏性鼻炎主要表现为鼻子发痒，常常连续打几个至十几个喷嚏，在刚睡醒时打喷嚏会突然感到鼻塞，鼻子流出水样鼻涕。反复发作，但很少能注意到过敏原。医生检查可见鼻黏膜水肿，颜色淡白或呈灰白色，也有的呈紫灰色。

过敏性鼻炎和急性鼻炎

共同点为鼻塞、打喷嚏。过敏性鼻炎打喷嚏是阵发性、连续打，鼻塞；急性鼻炎轻度怕冷、发热，鼻发干，发病 1~2 天后鼻塞。

✚ 专家教你这样做

患过敏性鼻炎后，可先从室内寻找过敏原，如尘螨、皮鞋、羽毛等。冬季有过敏性鼻炎或感冒症状可能是尘螨所致，食物过敏也较常见。常在室外玩耍的宝宝，若在花粉较多季节出现过敏性鼻炎，过敏原有可能是花粉。中医在防治过敏性鼻炎的过程中，以温肺散寒为主；若有气短、自汗者，宜辅以健脾益气。

处方

1. 紧急缓解方：开天门、推坎宫、运太阳。
2. 巩固疗法：清肺经、补肾经，掐揉小天心，按揉迎香，擦鼻翼，拿风池，拿肩井。
3. 推荐食材：宜吃温肺散寒食物，如核桃、生姜、葱白、紫苏叶等。
4. 禁忌食材：忌食辛辣、生冷及易引起过敏食物，如辣椒、冰激凌、虾、蟹等，以免刺激鼻黏膜、伤脾胃或引起过敏。
5. 按摩时间与次数：按摩治疗每天1次，10 次为 1 个疗程。
6. 按摩介质：水、薄荷水。

✚ 加减方

气短，自汗：补脾经。
打喷嚏、流鼻涕严重：加按风池、曲池。

糯米生姜粥

材料: 糯米 100 克，生姜 5 克，葱白 (连须) 7 根，白醋适量。

做法: 生姜切碎，糯米浸泡，葱白切段。糯米和生姜碎加水煮粥，粥熟时放葱白段，倒入白醋。

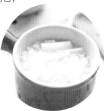

能疏风通窍，风寒型过敏性鼻炎的宝宝适用

生姜核桃茶

材料: 生姜 5 片，核桃仁 3 个。

做法: 核桃仁放入锅中加水煮沸后再多煮一会，放入生姜片，再煮 5 分钟，代茶饮。

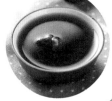

能发散风寒，温肺。过敏性鼻炎宝宝适用

✚ 妈妈要注意的护理细节

1. 要早些判断宝宝的过敏原，尽量避免接触过敏原。
2. 注意给宝宝防寒保暖，背部不要受凉，冬季注意戴口罩。

紧急缓解过敏性鼻炎,开天门、推坎宫、运太阳

我们前面提到,过敏性鼻炎的防治以温肺散寒为主。开天门、推坎宫、运太阳是治疗外感风寒的主要手法,能发散风寒。在过敏性鼻炎发作时,可先用这三种手法缓解症状。

注意

这3种手法也可以每天给宝宝按摩2次以上,以缓解症状。

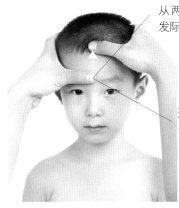

从两眉中间至发际

速度为每分钟50次

① **开天门**:两拇指自下而上的交替直推天门约50次。天门在两眉中间(印堂)至前发际正中的一条直线,就是额头的正中线。

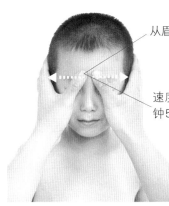

从眉头至眉梢

速度为每分钟50次

② **推坎宫**:用两拇指螺纹面自眉头向眉梢分推坎宫约50次。坎宫在自眉心起沿眉向眉梢成一横线。

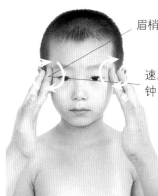

眉梢后凹陷

速度为每分钟100次

③ **运太阳**:用中指指端向耳方向揉运太阳50次。太阳在眉梢后凹陷处,左右各一穴。

 往后翻

如果过敏性鼻炎症状有所缓解,可以通过下页手法巩固。

这样按摩才能好彻底

清肺经、按揉迎香、擦鼻翼和拿风池等，不仅可以缓解过敏性鼻炎症状，也能预防和缓解感冒症状，预防感冒。补肾经对久病体虚十分有效。

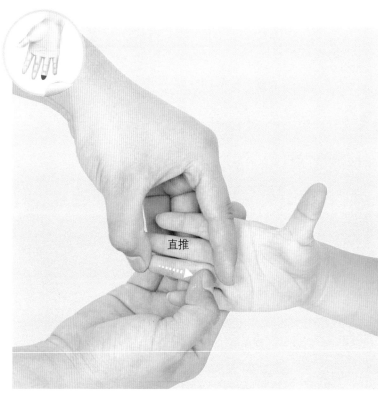

1 清肺经：用拇指螺纹面向指根方向直推肺经约300次。肺经在双手无名指末节螺纹面。

直推

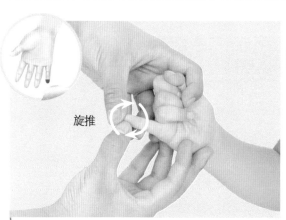

旋推

2 补肾经：用拇指螺纹面旋推肾经约400次。肾经在双手小指末节螺纹面。

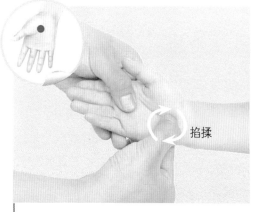

掐揉

3 掐揉小天心：用拇指指端掐揉小天心100~300次。小天心在双手大小鱼际交接处凹陷中。

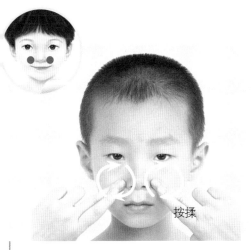

按揉

4 按揉迎香: 用中指指端按揉迎香50~100次。迎香在鼻翼外缘中点,旁开0.5寸,当鼻唇沟中,左右各一穴。

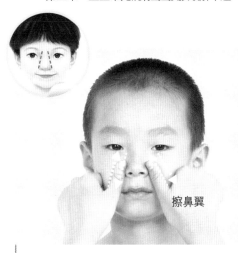

擦鼻翼

5 擦鼻翼: 以两手拇指桡侧缘擦鼻翼两侧,至发热为度。

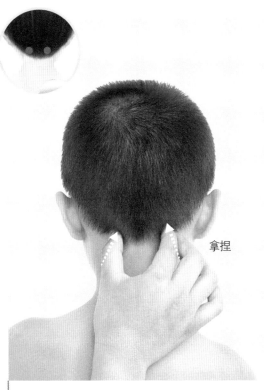

拿捏

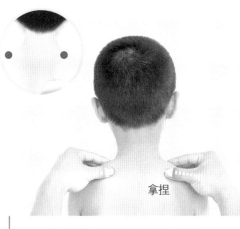

拿捏

7 拿肩井: 以拇指螺纹面着力拿捏肩井10~30次。先找到大椎,再找到锁骨肩峰端,二者连线中点就是肩井。

6 拿风池: 以拇指指端和食指指端相对用力拿捏风池约10次。风池在胸锁乳突肌上端与斜方肌上端之间的凹陷中,平风府(督脉)处。

婴幼儿腹泻

婴幼儿腹泻3岁以下宝宝发病较多，尤其是1岁以下的宝宝，夏、秋季多见。除了腹泻和呕吐症状外，还有发热、脱水等症状。平时食量过多、喂养方法不当、气候变化使宝宝过热或受凉、剧烈哭闹、情绪紧张、精神过敏等刺激都会引起腹泻。

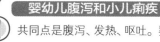

> **婴幼儿腹泻和小儿痢疾**
>
> 共同点是腹泻、发热、呕吐。婴幼儿腹泻有脱水症状。痢疾起病较急，粪便常带黏液和脓血，有腹痛，肠鸣音，是传染性疾病。

✚ 专家教你这样做

引起婴幼儿腹泻的原因比较复杂。中医认为腹泻主要由于感受外邪，内伤饮食，脾胃虚弱或脾肾阳虚引起的，病变中心在脾胃。由于脾胃受伤，饮食入胃，水谷不化，精微不布，为湿为滞，含污而下，并走大肠，致成腹泻。按摩疗法治疗婴幼儿腹泻，强调辨证论治，重视手法补泻。

处方

🖐 1. 紧急缓解方：摩腹、揉脐、拿肚角、推上七节骨、揉龟尾。

2. 巩固疗法：补脾经，推大肠，补肾经，运内八卦，掐揉四横纹，按脾俞、胃俞，捏脊。

🍃 3. 推荐食材：腹泻缓解后，可以吃健脾胃食物，如山药、南瓜等。

4. 禁忌食材：忌食辛辣、生冷、肥腻食物；忌膳食纤维丰富的蔬菜和水果，如芹菜等。

⏰ 5. 按摩时间与次数：轻型腹泻，每天1~2次，5天为1个疗程；重型腹泻，应以药物治疗为主，配合按摩，每天2次。

6. 按摩介质：水。

✚ 加减方

虚寒型腹泻：加推三关。

🍃 藕粉

材料：藕粉30克，蜂蜜少许。

做法：藕粉先用少许温开水调均匀，再将藕粉水倒入锅中，加水，大火煮沸后转小火煮成糊状，晾温后加少许蜂蜜调匀即可。

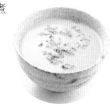

能清热止泻，健脾胃，助消化

🍃 青菜瘦肉粥

材料：小油菜1棵，瘦肉20克，大米50克。

做法：小油菜切成碎末；瘦肉剁成肉末；大米洗净。将大米和适量水倒入砂锅煮，粥成时加肉末，肉末熟后倒小油菜末，粥成即可。

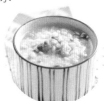

能给宝宝补充营养，缓解腹泻症状

✚ 妈妈要注意的护理细节

轻度腹泻的宝宝不必禁食补液，重度要禁食8~16个小时，静脉注射纠正水、电解质紊乱。然后给口服补液和易消化的饮食，从少到多，从稀到稠，一般需要3~10天恢复正常饮食。

紧急缓解腹泻，摩腹、揉脐、拿肚角、推上七节骨、揉龟尾

当宝宝出现腹泻症状时，妈妈可以先用摩腹、揉脐、拿肚角、推上七节骨和揉龟尾五种方法缓解症状，这五种手法都有一定效果。拿肚角最好放在最后，以防宝宝哭闹不配合，影响其他手法操作。

注意

如果宝宝腹泻相对比较厉害，可以用艾灸罐给宝宝温和灸肚脐，但注意不要烫伤。

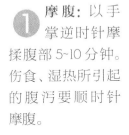

① 摩腹：以手掌逆时针摩揉腹部5~10分钟。伤食、湿热所引起的腹泻要顺时针摩腹。

逆时针方向摩揉腹部

速度为每分钟100次

② 揉脐：以一手掌根部逆时针按揉脐部300次。

逆时针方向按揉脐部

速度为每分钟100次

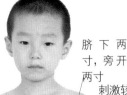

脐下两寸，旁开两寸

刺激较强，不可时间太长

③ 拿肚角：以拇指和食、中二指相对用力拿捏肚角，左右各10次。肚角在脐下2寸，旁开2寸的大筋，左右各一穴。

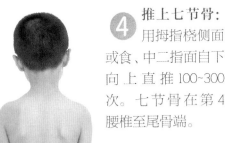

④ 推上七节骨：用拇指桡侧面或食、中二指面自下向上直推100~300次。七节骨在第4腰椎至尾骨端。

第4腰椎至尾骨端

速度为每分钟50次

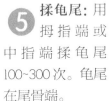

⑤ 揉龟尾：用拇指端或中指端揉龟尾100~300次。龟尾在尾骨端。

脊椎末端，尾骨端

速度为每分钟100次

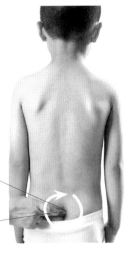

≫ 往后翻

如果腹泻症状有所缓解，可以通过下页手法巩固。

这样按摩才能好彻底

婴幼儿腹泻按摩应以止泻，健脾胃，改善脾肾阳虚，祛水湿的手法为主。补脾、肾经能改善脾肾阳虚；推大肠能温中止泻，清利湿热；按脾俞、按胃俞、捏脊等能健脾胃，止腹泻。

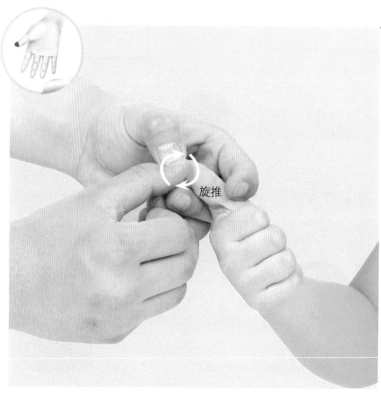

旋推

1 **补脾经：**用拇指螺纹面旋推脾经 400 次。脾经在双手拇指末节螺纹面。

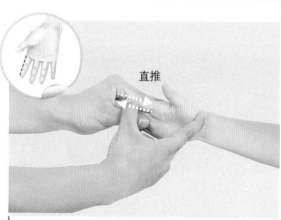

直推

2 **推大肠：**用拇指螺纹面来回直推大肠各 200 次。大肠在双手食指桡侧缘，自食指尖至虎口成一直线。

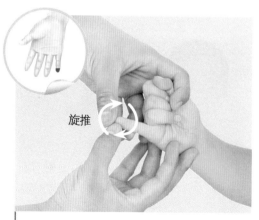

旋推

3 **补肾经：**用拇指螺纹面旋推肾经 400 次。肾经在双手小指末节螺纹面。

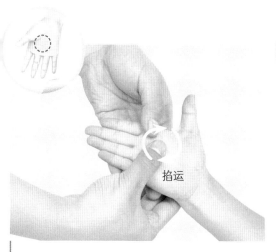

4 运内八卦: 用拇指指端顺时针方向掐运内八卦 300 次。内八卦在手掌面,是以掌心为圆心,从圆心至中指根横纹约 2/3 处为半径所作的圆。

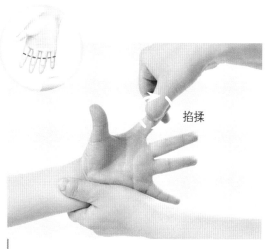

5 掐揉四横纹: 用拇指指甲掐揉四横纹各 30~50 次。四横纹在双手掌面食、中、无名、小指近端指间关节横纹处。

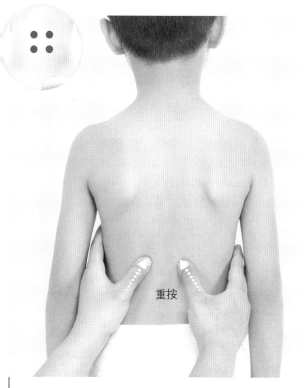

6 按脾俞、胃俞: 用拇指指端重按脾俞、胃俞各 50 次。脾俞在第 11 胸椎棘突下,旁开 1.5 寸;胃俞在第 12 胸椎棘突下,旁开 1.5 寸。

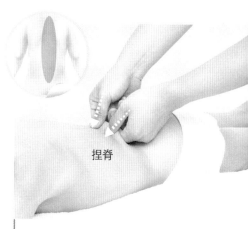

7 捏脊: 用拇指桡侧缘顶住皮肤,食、中二指前按,三指同时用力提拿肌肤,双手交替捻动,自下而上,向前推行,每捏 3 次,向上提拿 1 次。共操作 3~5 遍。脊柱是指大椎至龟尾成一直线。

便秘

便秘是指大便秘结不通,排便时间延长,或不能按时排便,便质坚硬干燥,艰涩难排的一种病证。有的妈妈总认为宝宝如果不天天排便,就是得了便秘,事实上,便秘的症状还伴有腹胀、胃口不好、情绪欠佳、头痛、呕吐、腹痛等。

便秘和小儿肠易激综合征

二者的主要表现均为腹痛、腹胀,排便习惯和大便性状改变。但小儿肠易激综合征的表现为腹泻、便秘或腹泻便秘交替。

➕ 专家教你这样做

绝大多数的宝宝便秘都是功能性的,可能是饮食量太少,突然改变膳食结构等。中医认为婴幼儿便秘,主要由于大肠传导功能失常,粪便在肠内停留时久,水分被吸收,从而粪质过于干燥、坚硬所致;或气滞不行,气虚传导无力,或病后体虚,津液耗伤,肠道干涩等原因所致。按摩治疗以导滞通便为主。

处方

红薯二米粥

材料: 红薯80克,大米、小米各50克,红枣5个。
做法: 红薯去皮切丁;红枣、大米、小米洗净。大米、小米倒入砂锅,加水煮沸,倒红薯丁,煮沸后加红枣,转小火熬至粥成。

能润肠通便,帮助消化

🖐 1. 紧急缓解方:揉膊阳池、清大肠、摩腹。
2. 巩固疗法:揉板门、揉脐、分推腹阴阳、按揉大肠俞、揉龟尾、推下七节骨、按揉足三里。

🥬 3. 推荐食材:多吃含纤维的蔬果,如红薯、芹菜、菠菜、白菜、木耳、香蕉、苹果。
4. 禁忌食材:忌食辛辣、煎炸、燥热食物,如辣椒、炸薯条等。

⏰ 5. 按摩时间与次数:按摩治疗每天1次,5次为1个疗程。
6. 按摩介质:爽身粉(滑石粉)、润肤乳、蛋清。

玉米苹果汤

材料: 苹果1个,玉米1根。
做法: 苹果洗净去核,切成小块;玉米洗净后切成小段。将苹果块和玉米段一起加水煮汤,煮至玉米熟透。

能缓解大便干结症状,可将玉米段换成玉米粒

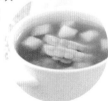

➕ 妈妈要注意的护理细节

1. 如果宝宝没有上述症状,只是几天不排便,也是正常的。但若长期如此,也要尽早查明原因,采取适当措施。
2. 培养按时排便习惯,排便后用水洗净肛门。

➕ 加减方

大便干结,呈"羊粪蛋"状:加退六腑。

紧急缓解便秘，揉膊阳池、清大肠、摩腹

按摩以消导通便为治疗目的，这三种手法是缓解便秘的有效手法，按摩最好每天固定时间，同时培养宝宝按时排便的习惯。

注意

缓解便秘的按摩手法适合每天早起进行，要长期坚持按摩。

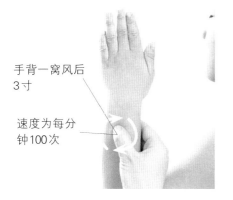

手背一窝风后3寸

速度为每分钟100次

① **揉膊阳池**：用拇指指端按揉膊阳池约200次。膊阳池在手背一窝风后3寸处。

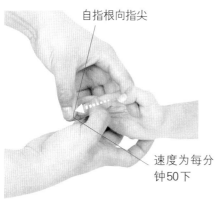

自指根向指尖

速度为每分钟50下

② **清大肠**：用拇指螺纹面自指根向指尖方向直推大肠约200次。大肠在双手食指桡侧缘，自食指尖至虎口成一直线。

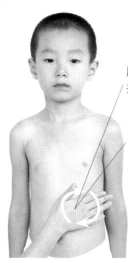

顺时针方向摩揉腹部

速度为每分钟100次

③ **摩腹**：以一只手手掌面顺时针揉摩腹部10~15分钟。

 往后翻

如果便秘症状有所缓解，可以通过下页手法巩固。

这样按摩才能好彻底

揉板门、揉脐能健脾和胃，消食化滞；分推腹阴阳能和胃止痛，止泻通便；按揉大肠俞能止泻通便；揉龟尾能调肠，止泻，通便；推下七节骨能温阳止泻，泄热通便；按揉足三里能导滞通络。

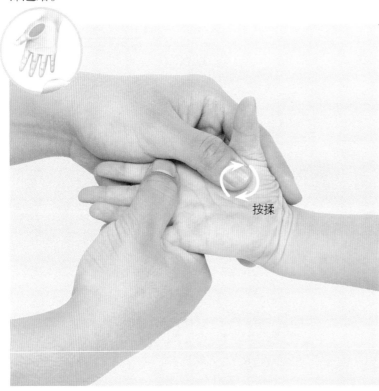

按揉

1 **揉板门：**用拇指指端按揉板门约 300 次。板门在双手手掌大鱼际平面。

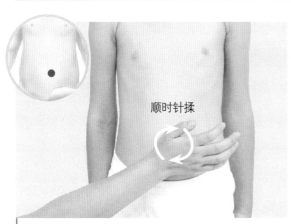

顺时针揉

2 **揉脐：**以一只手手掌根部顺时针揉脐约 300 次。

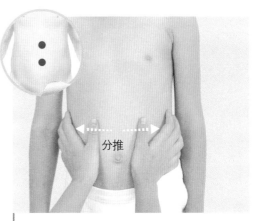

分推

3 **分推腹阴阳：**以两手拇指指腹从前正中线向两侧分推约 200 次。分推腹阴阳的范围是沿肋弓角边缘或自中脘至脐。

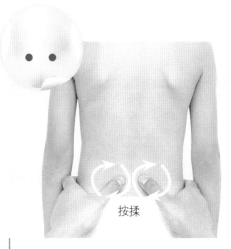

按揉

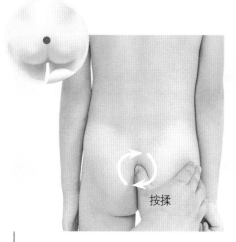

按揉

4 按揉大肠俞: 用拇指指端按揉大肠俞约100次。大肠俞在第4腰椎棘突下,后正中线旁开1.5寸,左右各一穴。

5 揉龟尾: 用拇指指端按揉龟尾约300次。龟尾在尾骨端。

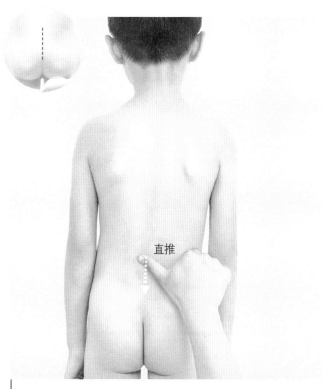

直推

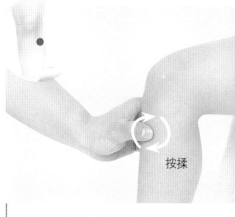

按揉

7 按揉足三里: 用拇指指端按揉足三里约50次。足三里在外膝眼下3寸,胫骨前嵴外1横指处,左右各一穴。

6 推下七节骨: 用拇指桡侧缘自上向下直推七节骨约300次。七节骨在第4腰椎至尾骨端(龟尾)成一直线。

积食

宝宝肚子不舒服，以下几点判断是否积食：闻口气，积食会有口臭，打嗝有酸腐味；摸肚子，肚子圆鼓鼓的，有腹胀、腹痛、肠鸣等症状；看大便，大便酸臭；出现厌食、夜晚睡不安稳、舌苔厚腻等症状，小点的宝宝会吐奶。积食还可能引起发热。

积食和厌食

二者的共同点是不爱吃饭，积食除了不爱吃饭外，还有腹痛、腹胀、大便酸臭等；厌食表现为长期食欲缺乏，并有季节性的特点。

➕ 专家教你这样做

中医认为，积食是由于乳食喂养不当，食物停积与脾胃运化失调引起的肠胃疾病。中医里说"积为疳之母，无积不成疳"，如果积食长时间不消，就会导致厌食，严重就会转化成疳，影响宝宝生长发育。按摩主要目的是补益脾胃、消食化滞。

处方

🤚 1. 紧急缓解方：揉脐、揉板门、摩腹。
2. 巩固疗法：推大横纹、运内八卦、捏脊、补脾经、推下七节骨、按揉足三里、猿猴摘果。

🥬 3. 推荐食材：多喝水。可食用一些消食化滞的食物，如麦芽、山楂、陈皮等。
4. 禁忌食材：忌食辛辣、煎炸、寒凉食物，如辣椒、炸薯条、肥肉、冷饮等。

⏰ 5. 按摩时间与次数：按摩治疗每天1次，直至积食情况缓解。
6. 按摩介质：爽身粉（滑石粉）、润肤乳、蛋清。

➕ 加减方

脾胃虚弱：加按揉脾俞、按揉胃俞。

山楂麦芽粥

材料： 山楂、炒麦芽各10克，大米50克，白糖适量。

做法： 山楂、炒麦芽加水煎煮，过滤取汁，将汁与大米同煮成粥，加白糖调味，每日1~2次。

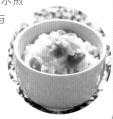

可缓解饮食没有节制导致的积食，以及厌食症状

山药莲子猪肚煲

材料： 山药、莲子各20克，猪肚1个，盐适量。
做法： 山药去皮切片；莲子浸泡；猪肚洗净切条。食材放砂锅，加水，大火煮沸后转小火，煮至猪肚熟烂，加盐。

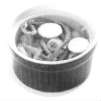

适用于脾胃虚弱不运化导致积食的宝宝

➕ 妈妈要注意的护理细节

1. 帮助宝宝养成合理且规律的饮食时间和饮量，不暴饮暴食。
2. "欲得小儿安，三分饥与寒"，宝宝吃到七分饱，能够保护肠胃不受损伤。

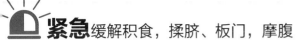 **紧急**缓解积食，揉脐、板门，摩腹

按摩能帮助宝宝消食化滞,缓解宝宝不舒服的症状,其中揉脐能健脾和胃,对伤食、积食、疳积(消化不良)有效;揉板门能健脾和胃,消食化滞;摩腹能帮助消化。

注意

按摩手法最好在每天的同一时间进行。

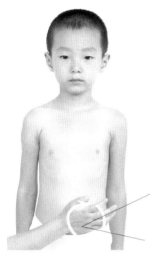

顺时针方向按揉脐部

速度为每分钟100次

1 揉脐: 以一只手手掌根部顺时针揉脐约300次。

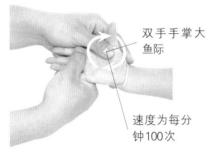

双手手掌大鱼际

速度为每分钟100次

2 揉板门: 用拇指指端按揉板门约300次。板门在双手手掌大鱼际平面。

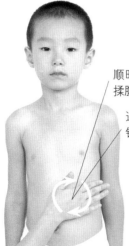

顺时针方向摩揉腹部

速度为每分钟100次

3 摩腹: 以一手掌面顺时针摩揉腹部10~15分钟。

» 往后翻

如果积食症状有所缓解,可以通过下页手法巩固。

这样按摩才能好彻底

除了消食化滞外，补益脾胃也是按摩的主要目的，只有脾胃好，消化功能正常，才能避免宝宝患消化道疾病。

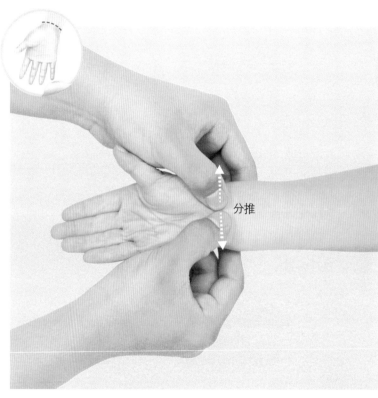

分推

1 **推大横纹**：两拇指自掌后横纹中（总筋）向两旁分推大横纹30~50次。仰掌，双手掌后横纹即大横纹。

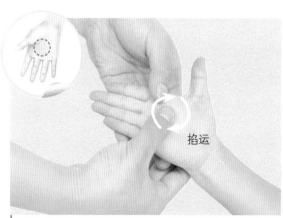

掐运

2 **运内八卦**：用拇指指端顺时针方向掐运内八卦300次。内八卦在手掌面，是以掌心为圆心，从圆心至中指根横纹约2/3处为半径所作的圆。

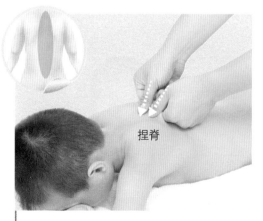

捏脊

3 **捏脊**：用拇指桡侧缘顶住皮肤，食中二指前按，三指同时用力提拿肌肤，每捏3次，向上提拿1次。共操作3~5遍。脊柱是指大椎至龟尾成一直线。

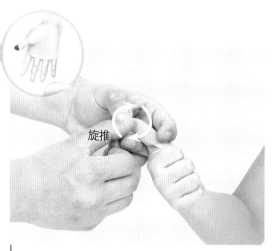

4 补脾经：用拇指螺纹面旋推脾经 400 次。脾经在双手拇指末节螺纹面。

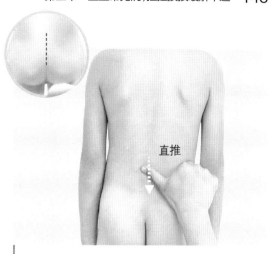

5 推下七节骨：用拇指桡侧缘自上向下直推七节骨约 300 次。七节骨在第 4 腰椎至尾骨端(龟尾)成一直线。

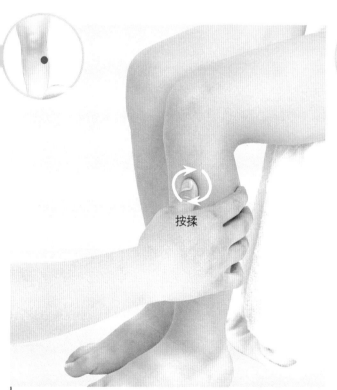

6 按揉足三里：用拇指螺纹面按揉足三里 50 次。足三里在外膝眼下 3 寸,胫骨前嵴外 1 横指处,左右各一穴。

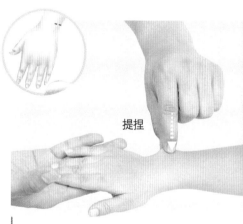

7 猿猴摘果：用拇、食二指捏腕背横纹尺侧上皮,一扯一放,反复多次。

呕吐

呕吐在婴幼儿时期比较常见,多种病症都会导致呕吐,如急性胃炎、贲门痉挛、幽门痉挛、梗阻等。平时如果宝宝伤食了,肠胃不适也会有呕吐现象,妈妈要根据其他症状进行判断。

呕吐和溢乳

新生儿时期宝宝常常有乳汁自口角流出,称为"溢乳",这不属于呕吐,是胃内乳汁较多,或吮乳时吞入少量空气所致。

专家教你这样做

宝宝呕吐,是以乳食从口中吐出为主要症状的一种儿科常见病症。中医学认为凡外感邪气(如受凉),内伤乳食,大惊卒恐(突然受到惊吓)以及其他脏腑疾病等均可影响到胃的正常功能,导致胃失和降、胃气上逆,进而呕吐。按摩治疗呕吐以和胃降逆为原则,效果较好。

处方

🌀 1. 紧急止呕吐:推胃经、横纹推向板门、补脾经。

2. 巩固疗法:按揉内关、掐揉小天心、飞经走气、推膻中、摩腹、按揉足三里、逆时针运内八卦。

🌿 3. 推荐食材:多喝水。可以食用一些消食化滞、和胃降逆的食物,如麦芽、山楂、陈皮、竹茹、柿蒂等。

4. 禁忌食材:忌食辛辣、煎炸、寒凉食物,如辣椒、炸薯条、肥肉、冷饮等。

⏰ 5. 按摩时间与次数:每天1~2次。

6. 按摩介质:水。

加减方

发热:加推天柱骨。

上吐下泻:加清大肠。

山楂羹

材料: 山楂 100 克,白糖 20 克。

做法: 山楂洗净,去掉核,切成碎块或直接用料理机打碎,用小火煎煮至稠,加白糖搅匀。每次服用 50 毫升,一天服用 3 次。

对积食伤胃导致的呕吐有效

鸡内金粥

材料: 鸡内金 20 克,大米 100 克。

做法: 鸡内金清理干净,捣碎成末。大米洗净,倒入砂锅,加水大火煮沸,加入鸡内金末,小火熬至粥成即可。

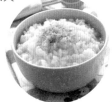

对消化不良、积食、疳积所致的呕吐有缓解作用

➕ 妈妈要注意的护理细节

1. 如果是其他疾病引起的呕吐,在按摩的同时,要积极治疗原发病。

2. 呕吐时令宝宝侧卧,以防呕吐物呛入气管。

3. 注意节制饮食,冷热适度,避免着凉。

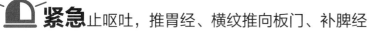

紧急止呕吐,推胃经、横纹推向板门、补脾经

推胃经能和胃降逆,泻胃火;横纹推向板门能健脾和胃,消食化滞;补脾经能健脾和胃。按摩过程中,可能会出现干呕、打嗝、放屁或呕吐、腹泻的情况,待情况正常可继续按摩。

注意

反复呕吐的宝宝短期内要禁食禁水。

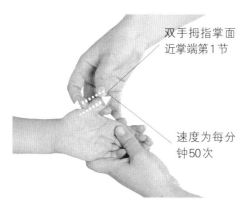

双手拇指掌面近掌端第1节

速度为每分钟50次

① 推胃经:用拇指螺纹面来回直推胃经400次。胃经在双手拇指掌面近掌端第1节。

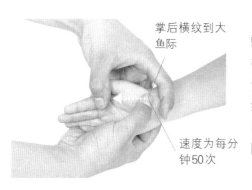

掌后横纹到大鱼际

速度为每分钟50次

② 横纹推向板门:用拇指螺纹面从大横纹向板门直推300次。仰掌,双手掌后横纹即是大横纹;板门在双手手掌大鱼际平面。

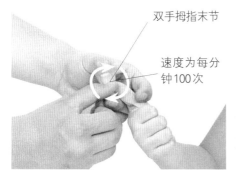

双手拇指末节

速度为每分钟100次

③ 补脾经:用拇指螺纹面旋推脾经200次。脾经在双手拇指末节螺纹面。

≫ 往后翻

如果呕吐症状有所缓解,可以通过下页手法巩固。

这样按摩才能好彻底

对于呕吐的宝宝，和胃降逆的同时也要兼顾对脾胃的调养。按揉内关能和胃降逆；推膻中、摩腹能降逆止呕；按揉足三里等能健脾和胃，足三里也可作为日常脾胃保健用穴。

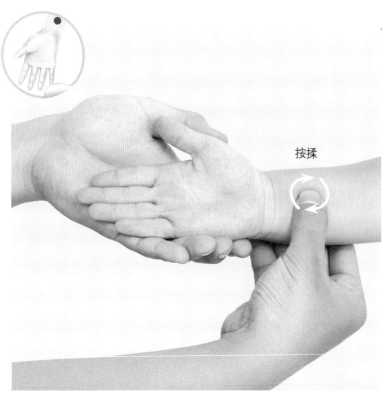

按揉

1 **按揉内关**：用拇指指端按揉内关100次。微屈腕握拳，上肢内侧正中线上，将腕横纹至肘横纹之间连线分6等分，取近腕横纹的等分点，两条索状筋之间即是内关。

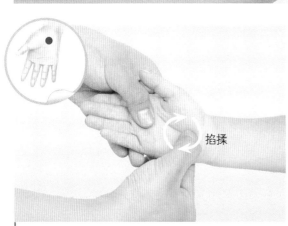

掐揉

2 **掐揉小天心**：用拇指指端掐揉小天心50-100次。小天心在双手大小鱼际交接处凹陷中。

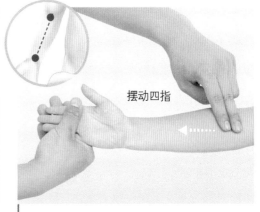

摆动四指

3 **飞经走气**：右手拿住宝宝手指，左手指从曲池弹击至总筋，反复几遍后，拿右手屈伸摆动患儿四指几次。总筋在双手掌后腕横纹中点。

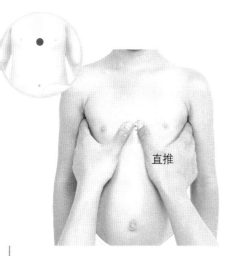

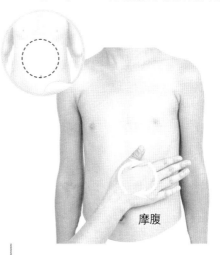

4 推膻中:用拇指螺纹面自膻中向下直推 100 次。膻中在前正中线上,两乳头连线的中点处。

5 摩腹:以一只手手掌面顺时针摩腹 5 分钟。

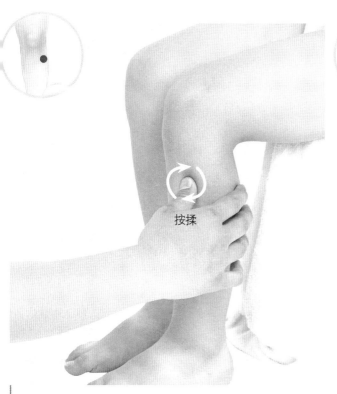

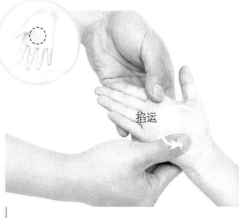

7 逆时针运内八卦:用拇指指端逆时针方向掐运内八卦 300 次。内八卦在掌心,是以掌心为圆心,以圆心到中指根的 2/3 为半径的圆。

6 按揉足三里:用拇指指端按揉足三里 30 次。足三里在外膝眼下 3 寸,胫骨前嵴外 1 横指处,左右各一穴。

腹胀气

宝宝肚子气鼓鼓的，比平时大，敲起来砰砰响，不想吃饭，有时会咕咕叫，会打嗝甚至呕吐，这些就是腹胀气现象。若宝宝腹胀气的症状比较明显，还出现了发热、呕吐、食欲缺乏，腹部出现硬物或有压痛感，可能是其他疾病引起的腹胀气，需要尽快就医。

> **普通腹胀气与肠梗阻**
>
> 肠梗阻除了腹胀气现象，还会有腹痛、呕吐、排气或排便停止症状，有的会发热。一旦有肠梗阻症状，应马上去医院治疗。

✚ 专家教你这样做

宝宝的腹肌发育还未成熟，还没有力量承受内脏器官的压力，所以宝宝的肚子总是比较突出。若宝宝腹部摸起来比较柔软，没有硬物或压痛感，可再进行观察。另外，新生儿小肠内有气体，而且吃饱后肚子会胀起，饿的时候就会扁，这也是正常现象。腹胀气按摩时以行气化积、消除气滞为主。

处方

🌀 1. 紧急缓解方：摩中脘、揉胃俞、分推大横纹。

2. 巩固疗法：揉板门、揉脐、摩腹、按脾俞、揉大肠俞、推四横纹、按揉足三里。

🌿 3. 推荐食材：可给宝宝食用白萝卜、莲藕、山楂等顺气的食物。

4. 禁忌食材：忌食容易产气的食物，如豆类、韭菜、土豆等。

⏰ 5. 按摩时间与次数：按摩治疗，每天早晚各一次。

6. 按摩介质：爽身粉（滑石粉）、蛋清。

✚ 加减方

腹痛：加拿肚角。

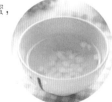

白萝卜蜂蜜水

材料： 白萝卜 250 克，蜂蜜 50 克。

做法： 白萝卜去皮，切丁，倒入锅中加水煮沸，转小火煮至白萝卜煮熟，放温后调入蜂蜜，吃萝卜丁喝汤。

能下气宽中，消积食

砂仁鲫鱼汤

材料： 砂仁 5 克，鲫鱼 1 条，葱、生姜、盐各适量。

做法： 鲫鱼剁段，与砂仁放锅中，加水，大火煮沸转小火，加葱、生姜、盐煮至熟透。

用于腹胀气、消化不良

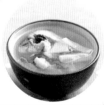

✚ 妈妈要注意的护理细节

1. 宝宝在吃完奶后，将宝宝竖着抱起，趴在妈妈肩膀上，轻轻拍打宝宝背部促使其打嗝。

2. 让宝宝规律进食，每天按时吃饭，不要等到饿了再吃饭，吃得太急容易吸入空气。

紧急缓解腹胀气，摩中脘、揉胃俞、分推大横纹

当宝宝吃了容易胀气的食物，或快速吃饭后，腹胀气就会很快表现出来，妈妈可以按照这三种手法按摩，缓解宝宝不适症状。

> **！ 注 意**
>
> 按摩时若发现宝宝腹中有硬物，或宝宝感觉压痛感比较严重，要及时去医院治疗。

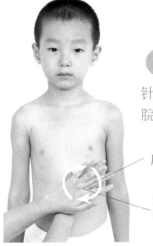

1 摩中脘: 双手交叠用掌心顺时针摩中脘 3 分钟。中脘在脐上 4 寸。

顺时针摩中脘

速度为每分钟 100 次

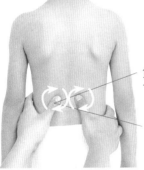

第 12 胸椎棘突下旁开 1.5 寸

速度为每分钟 100 次

2 揉胃俞: 用双手拇指揉胃俞 30 次。胃俞在第 12 胸椎棘突下，旁开 1.5 寸。

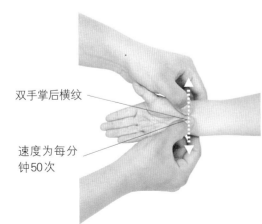

双手掌后横纹

速度为每分钟 50 次

3 分推大横纹: 两拇指自掌后横纹中(总筋)向两旁分推大横纹 30~50 次。仰掌，双手掌后横纹即大横纹。

> **≫ 往后翻**
>
> 如果腹胀气症状有所缓解，可以通过下页手法巩固。

这样按摩才能好彻底

对于反复腹胀气的宝宝，可以按照下面的手法按摩缓解，也可以用这些手法预防腹胀气。

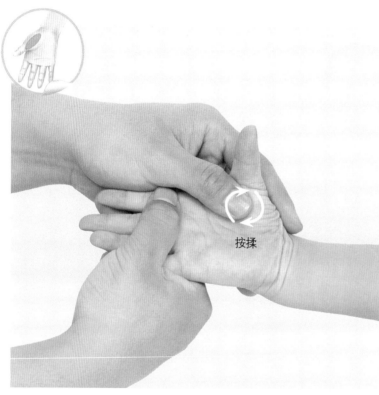

按揉

1 **揉板门：**用拇指揉板门 50~100 次。板门在双手手掌大鱼际平面。

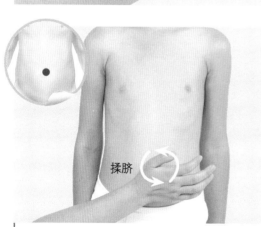

揉脐

2 **揉脐：**以一只手手掌根部逆时针按揉脐部 300 次。

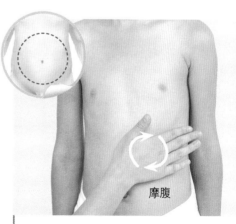

摩腹

3 **摩腹：**用掌心或四指旋摩腹 5~10 分钟。

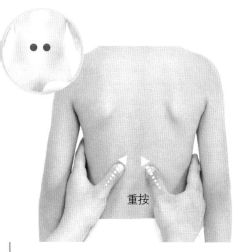

重按

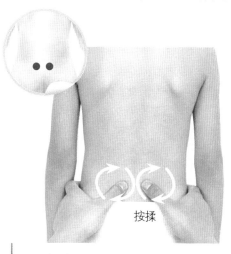

按揉

4 **按脾俞**: 用拇指指端重按脾俞 50 次。脾俞在第 11 胸椎棘突下, 旁开 1.5 寸, 左右各一次。

5 **揉大肠俞**: 用拇指指端按揉大肠俞约 100 次。大肠俞在第 4 腰椎棘突下, 后正中线旁开 1.5 寸, 左右各一穴。

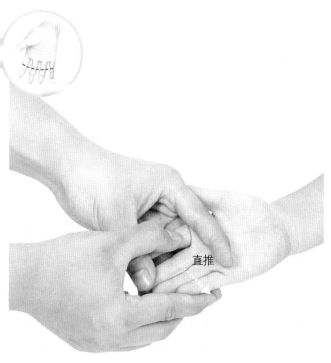

直推

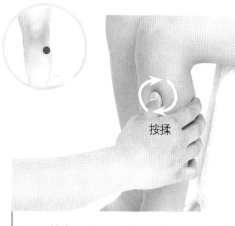

按揉

7 **按揉足三里**: 用拇指螺纹面按揉足三里 50 次。足三里在外膝眼下 3 寸, 胫骨前嵴外 1 横指处, 左右各一穴。

6 **推四横纹**: 用拇指螺纹面从食指横纹推向小指横纹 100~300 次。四横纹在双手掌面食、中、无名、小指近端指间关节横纹处。

轮状病毒感染

夏、秋、冬季是轮状病毒感染的高发季节，宝宝6个月至2岁时轮状病毒感染的发病率较高。表现为呕吐、水样腹泻、腹痛、低程度的发热。可能会呕吐2~3天，大量腹泻5天左右，发热3天，若不及时治疗，易脱水，引起轮状病毒胃肠炎。

 轮状病毒感染和胃肠性感冒

二者的共同点是发热、呕吐、腹痛、腹泻。轮状病毒感染的特点是开始会呕吐，然后是腹泻。而且当病情严重时，会脱水。

✚ 专家教你这样做

轮状病毒感染主要是通过粪—口途径传染的，所以平时妈妈们要注意宝宝的卫生状况，尽量减少宝宝和小动物直接接触。按摩的主要目的是辅助缓解发病时的症状，增强宝宝体质，提升免疫力，减少发病次数。

处方

 1. 紧急缓解方：推天柱骨、推胃经、横纹推向板门。

2. 巩固疗法：摩腹、揉脐、拿肚角、捏脊、补脾经、清天河水、退六腑。

3. 推荐食材：如果宝宝还小，可以继续母乳喂养；如果宝宝已经以吃饭为主了，最好吃些清淡、易消化的食物，比如米汤里加点盐，或服用补液。腹泻严重需要禁食，但要补充水分。

4. 禁忌食材：忌食辛辣、生冷、肥腻食物；忌膳食纤维丰富的蔬菜和水果，如芹菜等；黄豆及豆制品也要少吃。

5. 按摩时间与次数：轻症按摩治疗每天1~2次；重症应以药物治疗为主，配合按摩治疗，每天2次。

6. 按摩介质：水。

 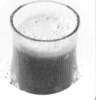
胡萝卜苹果泥

材料：胡萝卜1根，苹果半个。

做法：胡萝卜去皮切成块；苹果去皮，切成小块。将胡萝卜块和苹果放入锅中，加水煮至熟烂，打成泥食用。

不仅能缓解轮状病毒感染导致的轻度腹泻，还能给宝宝补充水分

 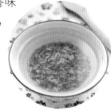
焦米粥

材料：大米50克。

做法：大米洗净晾干，锅烧干，中火，不放油，倒大米干炒，至香味飘出，炒至大米发黄，倒适量水，煮至粥成。

直接喝粥，适合3个月以上的宝宝止泻服用

✚ 妈妈要注意的护理细节

1. 妈妈平时要注意宝宝的卫生情况，勤洗手，少去空气不流通的公共场所，勤给宝宝的用具消毒，尽量减少病毒感染的机会。

2. 多喝水，避免脱水情况。

紧急缓解呕吐，推天柱骨、胃经，横纹推向板门

呕吐是轮状病毒感染首先出现的症状，一般在 2~3 天内出现，可以用这三种手法先缓解呕吐症状。

> **！注意**
>
> 按摩是辅助药物治疗，上吐下泻时，尤其是有脱水情况时，一定要去医院就诊。

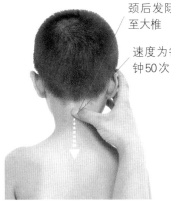

颈后发际正中至大椎

速度为每分钟50次

① **推天柱骨**：用拇指自上向下，单方向快速推动天柱骨 100 次。天柱骨在颈后发际正中至大椎穴成一直线。

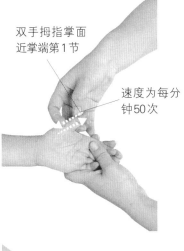

双手拇指掌面近掌端第1节

速度为每分钟50次

② **推胃经**：用拇指螺纹面来回直推胃经 400 次。胃经在双手拇指掌面近掌端第 1 节。

掌后横纹到大鱼际

③ **横纹推向板门**：用拇指螺纹面从大横纹向板门直推 300 次。仰掌，双手掌后横纹即是大横纹；板门在双手手掌大鱼际平面。

速度为每分钟50次

> **≫ 往后翻**
>
> 如果出现腹泻、发热症状，可以通过下页手法缓解。

这样按摩才能好彻底

轮状病毒感染,会出现腹泻和发热症状,腹泻一般在5天左右,可做摩腹、揉脐、拿肚角、捏脊和补脾经等手法;发热一般为3天,可用清天河水、退六腑等手法。

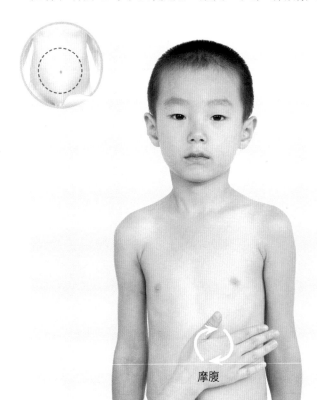

摩腹

1 摩腹:用掌或四指旋摩腹5~10分钟。

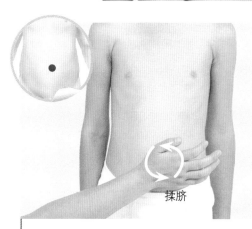

揉脐

2 揉脐:以一手掌根部逆时针按揉脐部300次。

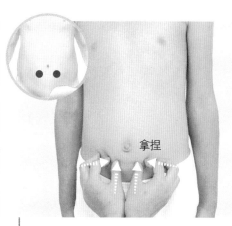

拿捏

3 拿肚角:以拇指和食、中二指相对用力拿捏肚角,左右各10次。肚角在脐下2寸,旁开2寸的大筋,左右各一穴。

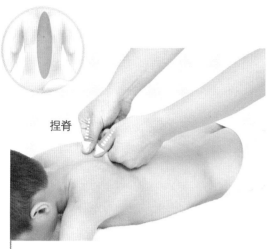

捏脊

4 **捏脊**:用拇指桡侧缘顶住皮肤,食、中二指前按,三指同时用力提拿肌肤,双手交替捻动,自下而上,向前推行,每捏 3 次,向上提拿 1 次。共操作 3~5 遍。

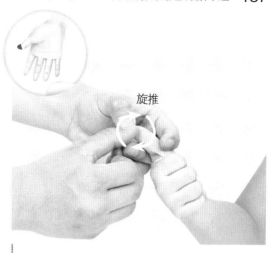

旋推

5 **补脾经**:用拇指螺纹面旋推脾经 400 次。脾经在双手拇指末节螺纹面。

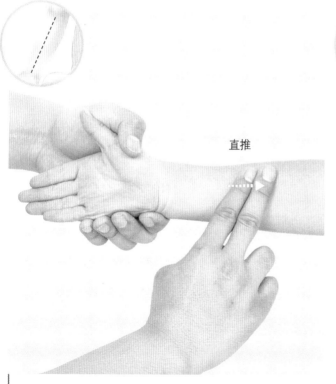

直推

6 **清天河水**:用食、中二指面自腕向肘直推天河水 30~50 次。天河水在前臂正中,总筋至曲泽成一直线。

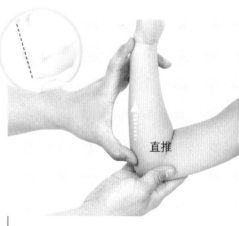

直推

7 **退六腑**:用拇指指面自肘向腕直推六腑 30 次。六腑在前臂尺侧,阴池至肘成一直线。

痢疾

一般急性痢疾患儿，病后不久即出现腹泻、脓血便或脓便。体温偏高，一般在 38~39℃，大便次数较多，每天可达 10~20 次，每次量并不多，同时伴有腹痛和里急后重感，即患儿表现为有便意，但又排不出，蹲盆不愿起来。

痢疾和肠炎

两者均腹泻、发热、呕吐。但痢疾大便呈脓血便或脓便；肠炎轻度时大便黄绿色或带绿色，重度时呈水样或蛋花样。

➕ 专家教你这样做

细菌性痢疾是由痢疾杆菌引起的急性胃肠道传染病。夏、秋季发病较多，主要发生于幼儿和学龄前儿童。患有痢疾或带有痢疾杆菌的人，他们粪便有痢疾杆菌，通过水源、衣服和玩具等生活用品沾染在宝宝身上，容易得痢疾。按摩可作为治疗小儿痢疾的常用辅助方法，以清热调肠为主。

处方

🍃 1.紧急缓解方：清大肠、摩腹、揉拿止痢穴。

2.巩固疗法：补脾经、清小肠、揉天枢、拿肚角、按揉大肠俞、清天河水、退六腑。

🍃 3.推荐食材：急性痢疾应食用清淡、少油、易消化的食物，如清粥、藕粉等。恢复的时候要食用少油、少膳食纤维的食物。

4.禁忌食材：急性痢疾不能吃油腻、煎炸、燥热、辛辣的食物，如炸薯条、肥肉等；不要吃油，也要限制吃甜食，以及不易消化的食物；芝麻、香蕉这些滑肠的食物也尽量不要食用。

⏰ 5.按摩时间与次数：按摩治疗每天 2 次，至治愈为止。

红豆薏米汤

材料：红豆、薏米各 50 克，冰糖适量。

做法：红豆和薏米用水泡一晚，洗净，倒入砂锅，加水大火煮开后转小火煮至红豆、薏米熟烂，加冰糖调味即可。

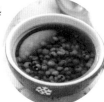

能利湿止泻

苋菜粥

材料：苋菜 80 克，大米 50 克。

做法：苋菜去根，洗净，切碎；大米洗净，加水煮粥，粥成时加入苋菜碎，煮至苋菜熟透。每日于早晚餐服食。

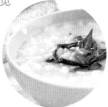

能清热解毒，抗菌止痢

➕ 妈妈要注意的护理细节

1.勤洗手，矫正宝宝吃手指的习惯。

2.宝宝的餐具、玩具等消毒，以防接触痢疾杆菌。

3.若宝宝呕吐频繁，要短期禁食，给予补液。

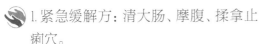

紧急缓解痢疾，清大肠、摩腹、揉拿止痢穴

先用这三种手法按摩，可以起到止泻的作用，可以调理肠胃。

！ 注意

痢疾一般发病比较急，最好按照医生的方案治疗，再辅以按摩。

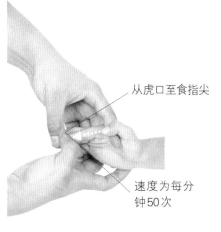

从虎口至食指尖

速度为每分钟50次

1 清大肠：用拇指螺纹面向指尖方向直推大肠200次。大肠在双手食指桡侧缘，自食指尖至虎口成一直线。

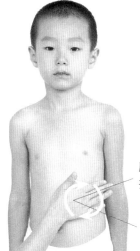

顺时针方向摩揉腹部

速度为每分钟100次

2 摩腹：以一只手手掌面顺时针揉摩腹部3~5分钟。

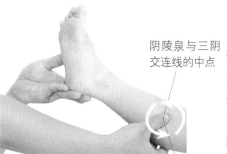

阴陵泉与三阴交连线的中点

速度为每分钟100次

3 揉拿止痢穴：妈妈先用拇指指端按揉止痢穴100~300次，再以拇指螺纹面重拿5~10次。止痢穴位于阴陵泉与三阴交连线的中点。

≫ 往后翻

如果腹泻症状有所缓解，可以通过下页手法巩固。

这样按摩才能好彻底

可以通过以下几种手法调理肠胃，止痢疾；若宝宝出现发热症状，可用清天河水和退六腑两种手法。

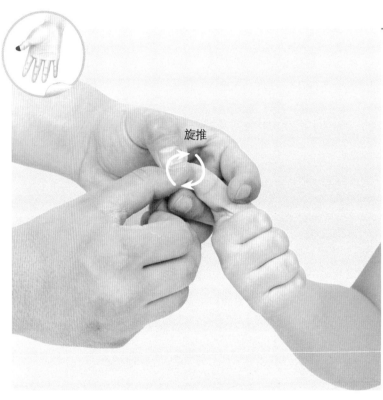

旋推

1 补脾经：用拇指螺纹面旋推脾经 400 次。脾经在拇指末节螺纹面。

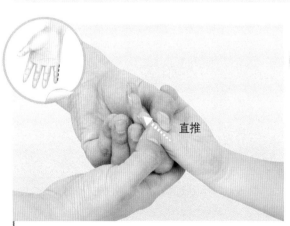

直推

2 清小肠：用拇指螺纹面向指尖方向直推小肠 200 次。小肠在双手小指尺侧边缘，自指尖到指根成一直线。

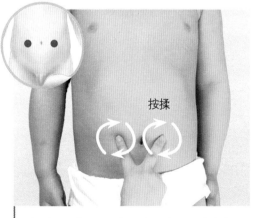

按揉

3 揉天枢：用食、中二指同时按揉两侧天枢 300 次。天枢在腹部，横平脐中，前正中线旁开 2 寸。

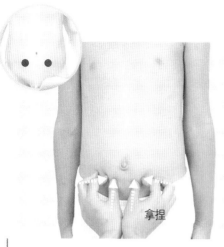

拿捏

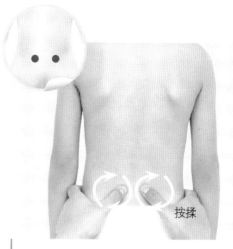

按揉

4 **拿肚角:** 以拇指和食、中二指相对用力拿捏肚角,左右各 10 次。肚角在脐下 2 寸,旁开 2 寸的大筋,左右各一穴。

5 **按揉大肠俞:** 用拇指指端按揉大肠俞 300 次。大肠俞在第 4 腰椎棘突下,后正中线旁开 1.5 寸,左右各一穴。

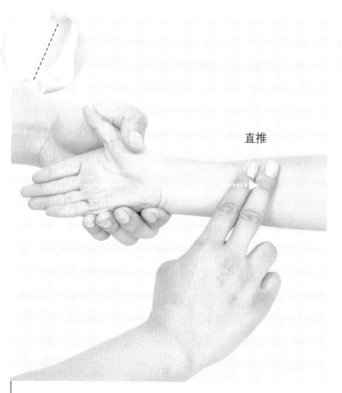

直推

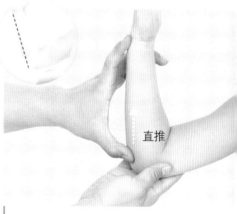

直推

7 **退六腑:** 用拇指螺纹面自肘向腕直推六腑 300 次。六腑在前臂尺侧,阴池至肘成一直线。

6 **清天河水:** 用食、中二指螺纹面自腕向肘直推天河水 300 次。天河水在前臂正中,总筋至曲泽成一直线。

口腔溃疡

口腔溃疡边缘为红色，中心是黄白色，呈圆形或椭圆形，有米粒大小，中间凹陷，严重时溃疡面积会增大，数量也会变多，更疼，更难愈合，会反复发作。宝宝可能会因疼痛而苦恼、不爱吃饭。

> **口腔溃疡和口腔糜烂**
>
> 口腔溃疡部分中间凹陷，与正常黏膜边界分明，治愈较快；而口腔糜烂部分与正常黏膜分界不清楚，没有凹陷，形状不规则。

✚ 专家教你这样做

导致口腔溃疡的原因有很多，比如不注意口腔卫生、经常吃刺激性食物刺激口腔黏膜，或者我们常说的上火。中医认为，口腔溃疡是由于心火或脾热引起的，所以按摩要以清热、泻火、解毒为主要目的。有时候口腔溃疡还会反复发生，平时要清肠导滞，以预防病情反复。

处方

1. 紧急缓解方：清心经、清脾经、清天河水。
2. 巩固疗法：清胃经、清大肠、揉内劳宫、按揉合谷、分推大横纹、掐揉四横纹、推下七节骨。
3. 推荐食材：富含维生素C，并对口腔粘膜摩擦较小的食物，或能清热解毒的食物，如西瓜汁、苹果汁、猕猴桃、蜂蜜等。
4. 禁忌食材：忌食辛辣刺激、燥热、过酸、过咸，以及对口腔黏膜摩擦较大的食物，如辣椒、蒜、橘子、坚果等。
5. 按摩时间与次数：每天早晚各1次。
6. 按摩介质：水、润肤乳。

✚ 加减方

唇舌发肿：加按揉三阴交。

西瓜雪梨汁

材料：西瓜1块，雪梨1个。

做法：西瓜去子，切小块；雪梨去皮，去核，切小块。将西瓜块和雪梨块放入料理机，加少许凉开水，榨汁即可。

能清热降火，适合口腔溃疡的宝宝饮用

山药糖水

材料：山药1根，冰糖适量。

做法：山药去皮，切小块，用水浸泡30分钟，倒入砂锅，加水，大火烧开转小火，加适量冰糖煲1小时。

能滋阴补气，帮助溃疡愈合

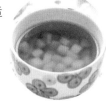

✚ 妈妈要注意的护理细节

1. 注意宝宝口腔清洁，养成宝宝刷牙的习惯。
2. 保持宝宝正常排便，不给热毒滋生的机会。
3. 均衡饮食，肉与蔬菜搭配食用，不能只吃肉不吃菜。

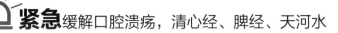 **紧急**缓解口腔溃疡，清心经、脾经、天河水

我们说宝宝"心常有余"，宝宝出现口腔溃疡，就属于心火旺的范畴，所以应先选择清心火的手法。

 注意

可以配合宝宝用淡盐水或金银花水、薄荷水漱口。

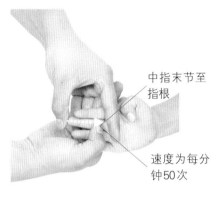

中指末节至指根

速度为每分钟50次

❶ **清心经：** 用拇指螺纹面向指根方向直推心经300次。心经在双手中指末节螺纹面。

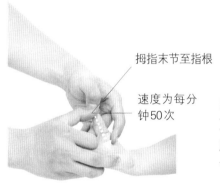

拇指末节至指根

速度为每分钟50次

❷ **清脾经：** 用拇指螺纹面由指端向指根方向直推脾经300次。脾经在双手拇指末节螺纹面。

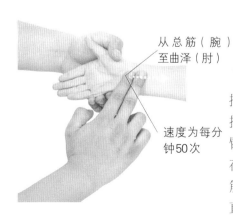

从总筋（腕）至曲泽（肘）

速度为每分钟50次

❸ **清天河水：** 用食、中二指面自腕向肘直推天河水，至手臂发红。天河水在前臂正中，总筋至曲泽成一直线。

>> **往后翻**

如果疼痛症状有所缓解，可以通过下页手法巩固。

这样按摩才能好彻底

以下手法能清火解毒，清肠导滞。另外，如果口腔溃疡反复发作可以用掐揉四横纹、下推七节骨的手法缓解。

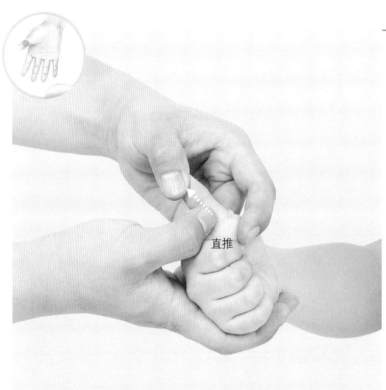

直推

1 清胃经：用拇指螺纹面向指尖方向直推胃经 300 次。胃经在双手拇指掌面近掌端第 1 节。

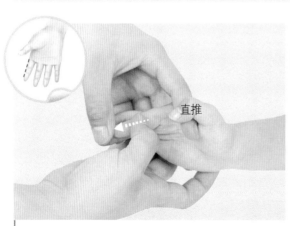

直推

2 清大肠：用拇指螺纹面从虎口直推向食指尖 300 次。大肠在双手食指桡侧缘，自食指尖至虎口成一直线。

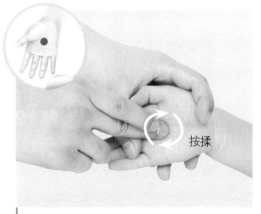

按揉

3 揉内劳宫：用中指端揉内劳宫 300 次。内劳宫在双手掌心中，屈指时中指和无名指之间中点。

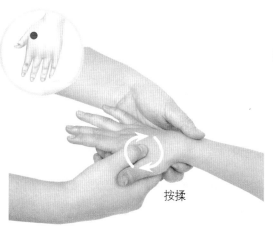

按揉

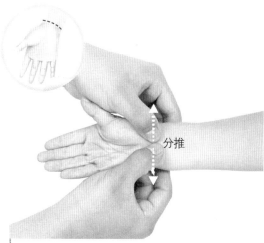

分推

4 **按揉合谷:** 用拇指螺纹面按揉合谷 200 次。合谷在手背,第 1、2 掌骨之间,约平第 2 掌骨中点之处。

5 **分推大横纹:** 拇指自掌后横纹中(总筋)向两旁分推大横纹 50 次。仰掌,双手掌后横纹即大横纹。

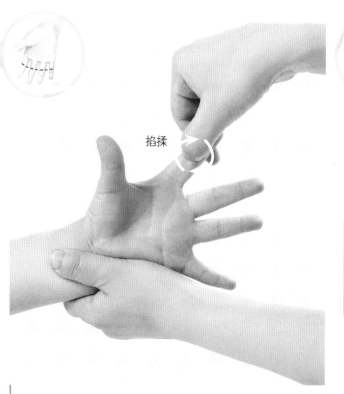

掐揉

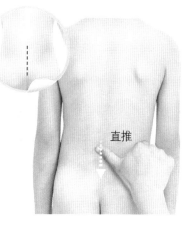

直推

7 **推下七节骨:** 用拇指桡侧缘自上向下直推七节骨约 300 次。七节骨在第 4 腰椎至尾骨端(龟尾)成一直线。

6 **掐揉四横纹:** 用拇指指甲掐揉四横纹各 30~50 次。四横纹在双手掌面食、中、无名、小指近端指间关节横纹处。

近视

轻度和中度近视表现为看远处的物体模糊，观看近处物体正常；高度近视表现为瞳孔较大、眼球突出，远近视力都不好，平时视力疲劳会眼睛发胀、眼睛疼痛、头痛、看东西有重影。

假性近视和真性近视

都有视力疲劳、远视力不好、近视力好的特征。假性近视视力下降后，适当休息能得到某种程度恢复；真性近视不能自然恢复。

✚ 专家教你这样做

近视除遗传因素外，多与宝宝不注意用眼卫生有关，如灯光照明不良、坐位姿势不良、常躺着看书、在颠簸的车上读报、课程负担过重、看电视时间过长或距离太近等。中医认为本病由肝肾不足所致。按摩治疗假性近视效果较好，且能养血安神、明目定志、消除痉挛。

处方

1. 紧急缓解方：开天门、推坎宫、运太阳。
2. 巩固疗法：按揉睛明、攒竹，按揉神庭，按揉四白，按揉百会，推抹上下眼眶，拿曲池，拿捏风池。
3. 推荐食材：宜吃含钙、铬、锌以及维生素的食物，如牛奶、胡萝卜等。
4. 禁忌食材：避免吃过甜的食物，少给宝宝吃过于精细、过软的食物。
5. 按摩时间与次数：每天1次，10次为1个疗程，需持续3~4个疗程。
6. 按摩介质：水、润肤乳。

✚ 加减方

眼睛疼痛、头痛：五指拿头顶，到头后部改成三指拿头顶。

猪肝豆腐汤

材料： 猪肝80克，豆腐200克，葱、生姜、盐各适量。

做法： 猪肝切片，豆腐切块。水煮沸，倒豆腐块，加猪肝片、葱、生姜，煮5分钟，加盐调味。

能补肝明目，养血，适合近视的宝宝食用

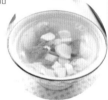

核桃芝麻牛奶

材料： 核桃仁2个，黑芝麻20克（约与核桃仁重量相同），牛奶适量。

做法： 核桃仁、黑芝麻捣碎。牛奶煮沸后加核桃仁碎和黑芝麻碎，略煮。

核桃和黑芝麻能滋补肝肾，适合近视的宝宝食用

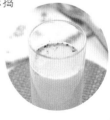

✚ 妈妈要注意的护理细节

引导宝宝经常眺望远处的景色，每天做眼保健操2~3次。

紧急缓解视力疲劳，开天门、推坎宫、运太阳

开天门、推坎宫和运太阳三种手法均有醒脑明目的作用，可缓解视疲劳，辅助改善假性近视。

注意

可以配合宝宝眼保健操一起操作。

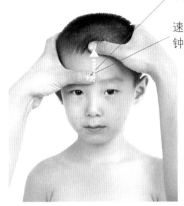

从两眉中间至发际

速度为每分钟50次

1 **开天门：**用双手拇指螺纹面开天门100次。天门在两眉中间（印堂）至前发际正中的一条直线，就是额头的正中线。

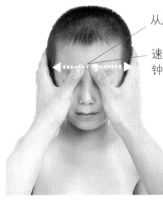

从眉头至眉梢

速度为每分钟50次

2 **推坎宫：**用双手拇指螺纹面推坎宫100次。自眉心起，沿眉向眉梢成一横线就是坎宫。

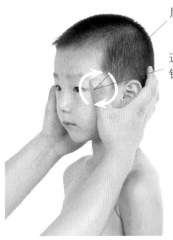

眉梢后凹陷处

速度为每分钟100次

3 **运太阳：**用双手拇指螺纹面运太阳50次。太阳在眉梢后凹陷处，左右各一穴。

 往后翻

如果视力疲劳、假性近视症状有所缓解，可以通过下页穴手法巩固。

这样按摩才能好彻底

按摩以养血安神、明目定志、消除痉挛为目的，以下按摩手法与眼保健操部分手法重复，可相互结合，改善视力下降。

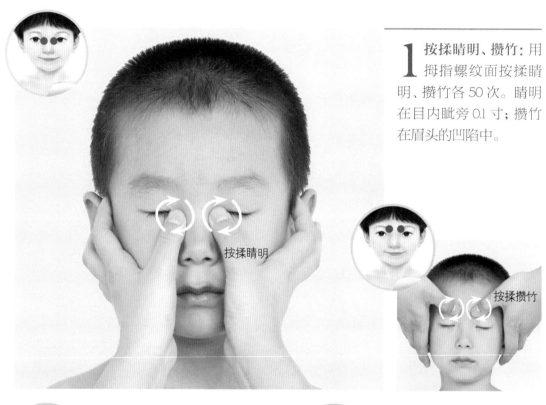

按揉睛明

按揉攒竹

1 **按揉睛明、攒竹：**用拇指螺纹面按揉睛明、攒竹各 50 次。睛明在目内眦旁 0.1 寸；攒竹在眉头的凹陷中。

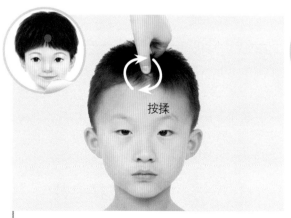

按揉

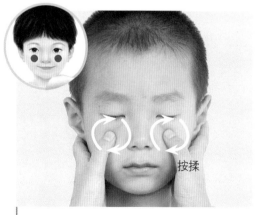

按揉

2 **按揉神庭：**用拇指螺纹面按揉神庭 50 次。神庭在头部正中线上，前发际正中直上 0.5 寸。

3 **按揉四白：**用拇指螺纹面按揉四白 50 次。目正视，瞳孔直下，眶下孔凹陷处即是四白。

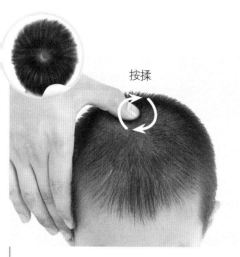

4 按揉百会:用拇指螺纹面按揉百会各 50 次。百会在后发际正中直上 7 寸,也可顺着耳尖向上找,在头顶正中。

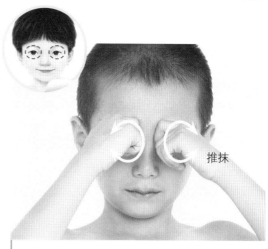

5 推抹上下眼眶:双手食指微屈,以食指桡侧缘从内向外推抹上下眼眶,上下各 50 遍。或以一指禅推法绕"∞"字推按眼眶 3~5 遍。

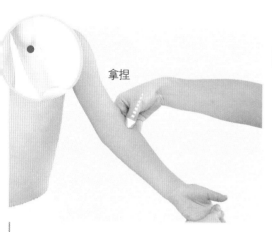

6 拿曲池:用拇指螺纹面拿捏曲池 10 次。曲池在肘部,尺泽与肱骨外上髁连线的中点处。

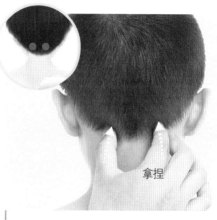

7 拿捏风池:用力拿捏风池 10~20 次,以局部产生较强的酸胀感为佳。风池在项后,枕骨之下,胸锁乳突肌上端与斜方肌上端之间的凹陷中。

中耳炎

患中耳炎会有耳痛、耳朵发闷、听力下降、耳鸣等表现,但宝宝可能不会表达,妈妈比较难观察。宝宝可能全身怕冷、发热、不爱活动、食欲缺乏,还可能呕吐和腹泻。鼓膜一旦穿孔,耳痛及全身症状会减轻。

中耳炎和感冒

共同点为怕冷、发热、食欲缺乏、睡眠不安。感冒会流鼻涕、鼻塞、打喷嚏,中耳炎耳部症状明显。感冒是中耳炎好发原因之一。

✚ 专家教你这样做

感冒、鼻炎、鼻窦炎、腺样体肥大等都是急性中耳炎的发病原因,急性中耳炎、耳部外伤可导致慢性中耳炎。与慢性中耳炎相比,急性中耳炎较好治愈,但要谨防慢性中耳炎发生。在宝宝得了感冒等疾病后,妈妈要仔细观察有无耳痛、流脓等现象,如有,要及时就诊。可用按摩辅助治疗,以肝胆泻热为主。

处方

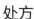 1. 紧急缓解方:按揉翳风、按揉曲池、按揉耳门。

2. 巩固疗法:按揉外关、按揉太溪、退六腑、捏脊、按揉合谷、清天河水。

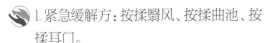 3. 推荐食材:饮食宜清淡,可多吃芹菜、荠菜等蔬菜;若宝宝脾肾虚,也可多吃山药、核桃、栗子等食物。

4. 禁忌食材:避免吃肥腻食物、辛辣食物、滋补食物,如肥肉、葱、姜、辣椒等;鱼、虾、蟹也尽量不吃。

⏰ 5. 按摩时间与次数:每天早晚各1次。

6. 按摩介质:水、薄荷水。

✚ 加减方

发热:加清天河水、退六腑。

金银花菊花水

材料:金银花、菊花各10克,冰糖少许。

做法:金银花、菊花洗净,和冰糖一起放入杯子里,倒入开水冲泡饮用。能缓解中耳炎化脓。

能顺气化痰、活血化瘀,适合急慢性支气管炎宝宝饮用

黑白豆米饭

材料:白扁豆、黑豆各20克,郁李仁5克,大米100克。

做法:浸泡豆子;郁李仁去皮捻碎,加水煮至五成熟;所有材料一起煮米饭。

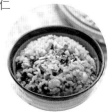

可缓解化脓性中耳炎、慢性中耳炎

✚ 妈妈要注意的护理细节

1. 在给宝宝洗脸、洗澡时,要注意防止耳朵进水,可以用棉球塞住耳朵。

2. 若耳朵持续流出脓液,可用棉签小心清理外耳道,以防堵塞。

紧急缓解中耳炎，按揉翳风、曲池、耳门

按揉翳风、曲池、耳门能聪耳通窍，散内泻热，是治疗中耳炎、耳道流脓、耳鸣等耳部疾病的主要穴位。

> **！ 注意**
>
> 艾灸治疗中耳炎效果也很好。

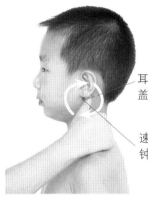

耳垂下压所覆盖凹陷处

速度为每分钟100次

1 **按揉翳风**：用拇指螺纹面按揉翳风 3~5 分钟。头偏向一侧，将耳垂下压，所覆盖范围中的凹陷处即是翳风。

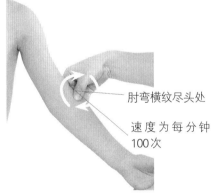

肘弯横纹尽头处

速度为每分钟100次

2 **按揉曲池**：用拇指螺纹面按揉曲池 3~5 分钟。曲池在肘部，尺泽与肱骨外上髁连线的中点处。

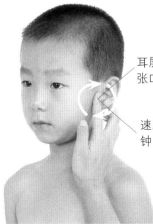

耳屏上缘前方张口凹陷处

速度为每分钟100次

3 **按揉耳门**：用食指螺纹面按揉耳门 1~3 分钟。耳门在耳屏上缘的前方，张口有凹陷处即是。

> **≫ 往后翻**
>
> 如果中耳炎症状有所缓解，可以通过下页手法巩固。

这样按摩才能好彻底

外关能清热解表；清天河水能清热解表，泻火除烦；退六腑能清热，凉血；太溪穴可以清热生气；若中耳炎伴耳部疼痛，可用捏脊、按揉合谷、清天河水等手法。

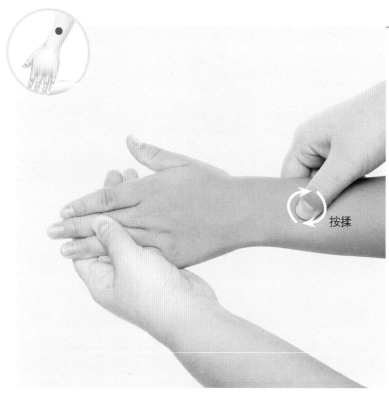

按揉

1 **按揉外关**：用拇指螺纹面按揉外关3~5分钟。外关在前臂外侧，腕背侧远端横纹上2寸，尺骨与桡骨间隙中点。

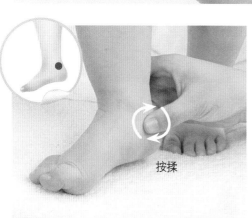

按揉

2 **按揉太溪**：用拇指螺纹面按揉太溪10次。太溪在踝区，内踝尖与跟腱之间的凹陷中。

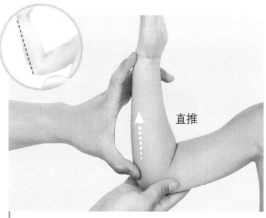

直推

3 **退六腑**：用拇指螺纹面退六腑300次。六腑在手臂尺侧，自肘部至腕横纹。

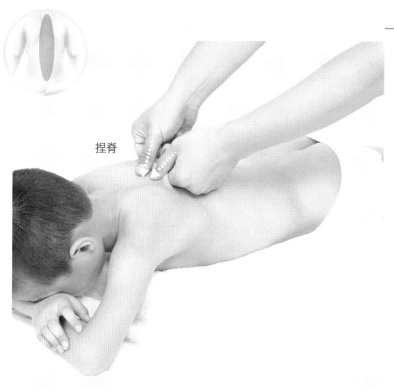

捏脊

4 捏脊:用拇指桡侧缘顶住皮肤,食、中二指前按,三指同时用力提拿肌肤,双手交替捻动,自下而上,向前推行,每捏 3 次,向上提拿 1 次。共操作 3~5 遍。

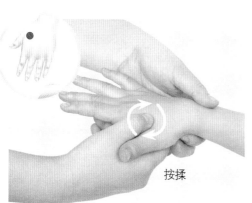

按揉

5 按揉合谷:用拇指螺纹面按揉合谷 2~3 分钟。合谷在手背,第 1、第 2 掌骨之间,约平第 2 掌骨中点处。

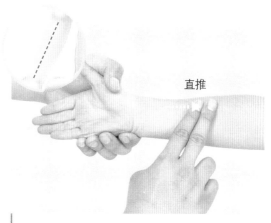

直推

6 清天河水:用食、中二指面自腕向肘直推天河水至发红。天河水在前臂正中,总筋至曲泽成一直线。

牙痛

牙痛表现为牙龈疼痛、发红肿胀，牙痛程度因咀嚼或遇冷热酸甜刺激加重。有的宝宝还会出现唇舌腮颊发肿、口渴、口气热臭、大便秘结、尿黄等症状，这是胃火牙痛；而有的宝宝则出现牙龈萎缩，咽喉干痛、腰腿酸痛症状，为虚火牙痛。

牙痛和长牙痛

在长牙时也会出现牙痛、牙龈肿胀。妈妈可以根据出牙状况来判断。长牙痛时，妈妈可将牙胶、奶嘴放在冰箱里先冷藏一下再用。

✚ 专家教你这样做

小儿牙痛以龋齿、牙龈炎多见。中医学认为牙痛主要分两种：一为胃火循经上蒸所致的实证；一为肾阴不足，虚火上炎所致的虚证。因此治疗应清胃火、补肾阴，以止牙痛。按摩可较好地促进血液循环以消炎止痛。

处方

 1. 紧急缓解方：拿风池、拿合谷、按牙关。
2. 巩固疗法：按摩面颊、运太阳、揉一窝风、清胃经、清天河水、补肾经、揉上马。

3. 推荐食材：饮食宜清淡，多吃容易消化的食物，以及蔬菜水果。
4. 禁忌食材：避免吃肥腻食物、辛辣食物，以及烧烤、油炸等燥热食物。

🕐 5. 按摩时间与次数：牙痛剧烈者，按摩可每天 2~3 次，每次可反复按摩至痛止为止。
6. 按摩介质：水、薄荷水。

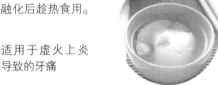

沙参煮鸡蛋

材料： 沙参 30 克，鸡蛋 2 个，冰糖适量。
做法： 鸡蛋洗净和沙参放入砂锅，加水，鸡蛋煮熟后去壳，放回锅里，煮 30 分钟，加冰糖，融化后趁热食用。

适用于虚火上炎导致的牙痛

生姜大米粥

材料： 生姜 5 克，大米 50 克。
做法： 大米洗净，生姜洗净切碎。大米和生姜碎倒入砂锅，加水煮成稀粥，每天吃 2 次。

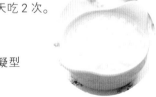

适用于寒凝型牙痛

✚ 妈妈要注意的护理细节

1. 要注意口腔卫生，坚持早晚刷牙，采取正确的刷牙姿势，将黏附在牙上的食物清理干净。
2. 加强牙齿锻炼，可在晨起、睡眠前叩齿各 36 次。

紧急缓解牙痛,拿风池、合谷,按牙关

风池能泻热解毒;合谷是快速治牙痛的有效穴位,能镇惊止痛,清热解表;牙关有通关开窍的功效。这三种手法搭配,能清胃火,缓解牙痛。

注 意

观察宝宝牙齿情况,如果出现蛀牙,有牙洞,还要及早去牙科医院检查。

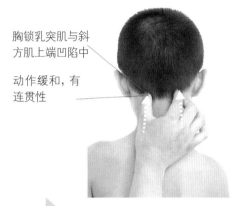

胸锁乳突肌与斜方肌上端凹陷中

动作缓和,有连贯性

1 **拿风池:**以拇指和食指指端相对用力拿捏风池10 20次。风池在项后,枕骨之下,胸锁乳突肌上端与斜方肌上端之间的凹陷中。

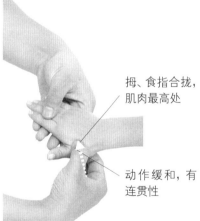

拇、食指合拢,肌肉最高处

动作缓和,有连贯性

2 **拿合谷:**以拇指指端着力拿捏合谷30次。合谷在手背,第1、第2掌骨之间,约平第2掌骨中点处。

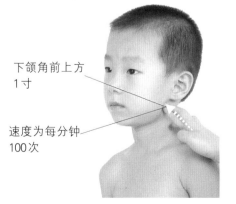

下颌角前上方1寸

速度为每分钟100次

3 **按牙关:**用中指指端按牙关10次左右。牙关在耳下1寸,下颌骨凹陷中,左右各一穴。

>> 往后翻

如果牙痛症状有所缓解,可以通过下页手法巩固。

这样按摩才能好彻底

按摩以清胃火、补肾阴、止牙痛为目的，以下 7 种手法能较好地促进血液循环、清热，以消炎止痛。其中，清胃经、清天河水能适合胃火牙痛；补肾经、揉上马适合虚火牙痛。

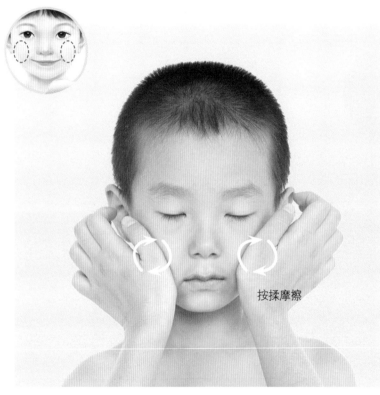

按揉摩擦

1 按摩面颊：以两手大鱼际按揉摩擦面颊部 2~3 分钟。

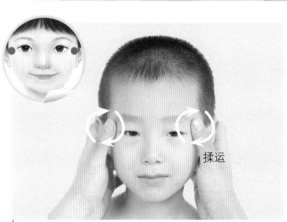

揉运

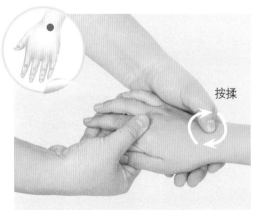

按揉

2 运太阳：用拇指指端向耳的方向揉运太阳 50~100 次。太阳在眉梢后凹陷处，左右各一穴。

3 揉一窝风：用拇指端按揉一窝风 100 次。一窝风在手背腕横纹正中凹陷处。

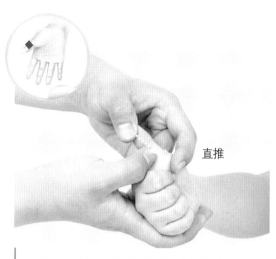

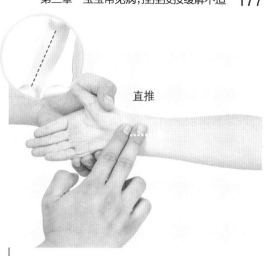

4 **清胃经:** 用拇指螺纹面向指尖方向直
推胃经 200 次。胃经在双手拇指掌面
近掌端第 1 节。

5 **清天河水:** 用食、中二指面自腕向肘
直推天河水 300 次。天河水在前臂正
中,总筋至曲泽成一直线。

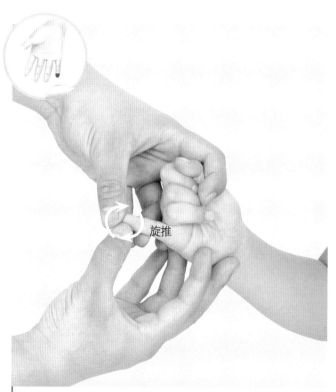

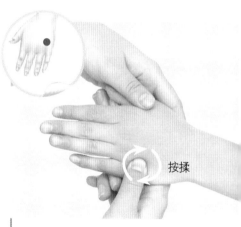

7 **揉上马:** 按揉上马 200 次。
上马在手背无名指及小指
掌指关节后陷中。

6 **补肾经:** 用拇指螺纹面旋推肾经 100~500 次。肾
经在双手小指末节螺纹面。

麦粒肿

内麦粒肿不如外麦粒肿明显，红肿，有黄色脓点，最后溃破或吸收。外麦粒肿较痒，慢慢加剧，出现水肿、充血，按压疼痛，甚至出现脓点，整个眼睛红肿，最后导致眼睛睁不开，用手摸比较硬，按压有痛感，最后溃破或吸收。

麦粒肿和散粒肿

共同点为眼睑处表面皮肤突起，麦粒肿按压有痛感，而散粒肿没有，散粒肿紫红色或灰白色的突起溃破后会留有肉芽组织。

➕ 专家教你这样做

宝宝不注意眼部卫生，经常用接触过其他物品的手去揉眼睛，就容易得麦粒肿。当宝宝得其他疾病，全身的抵抗力因而下降，也有患麦粒肿的风险。中医认为，麦粒肿是由于风热外感，或脾胃热，或体内有热毒引起的，而麦粒肿的脓液是这种热毒与瘀血、痰浊聚结而成，按摩主要以清肝脾之热、解毒为主。

处方

1. 紧急缓解方：清脾经、清肝经、推坎宫。
2. 巩固疗法：挤压耳尖、清天河水、点按睛明、按揉太阳、拿风池、逆运内八卦、退六腑。
3. 推荐食材：饮食宜清淡，多吃容易消化的食物，如白粥、面汤等，也可以选用清热凉血的蔬果，如西瓜、苦瓜、黄瓜等。
4. 禁忌食材：避免吃肥腻、燥热食物，如肥肉、羊肉、辣椒、炸薯条等。
5. 按摩时间与次数：每天早晚各按摩1次，7天为一个疗程。
6. 按摩介质：水、薄荷水、生姜水、软膏。

➕ 小妙招

局部热敷 5~10 分钟，每日 3 次。

菊花甘草茶

材料： 菊花 25 克，甘草 2 克。
做法： 菊花和甘草洗净，用水浸泡 30 分钟，倒入砂锅后大火煮沸 10 分钟，过滤取出菊花和甘草，温服，代茶饮。

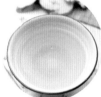

能清热，祛除肿痛

蒲公英炒鸡蛋

材料： 蒲公英 200 克，鸡蛋 2 个，盐、植物油各适量。
做法： 锅中倒油，倒鸡蛋炒熟，再放入蒲公英碎，加少许盐炒匀。

清热解毒、消痈散结、消炎、凉血，适合麦粒肿患儿

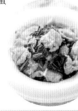

➕ 妈妈要注意的护理细节

1. 麦粒肿脓包未成形之前，可以用热毛巾湿敷患处，每次 15 分钟，每天 2~3 次。
2. 若浓脓肿破后，不要用手挤压，要用消毒纱布擦干净；若脓包太大，要根据医嘱处理。

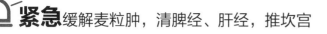

紧急缓解麦粒肿，清脾经、肝经，推坎宫

清脾经能退脾热；清肝经能清肝之火，肝脏也是解毒的器官；推坎宫能疏风解表。

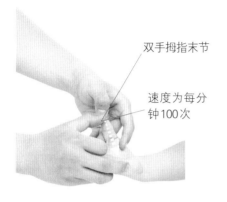

双手拇指末节

速度为每分钟100次

❶ **清脾经：**用拇指螺纹面直推脾经 300 次。脾经在双手拇指末节螺纹面。

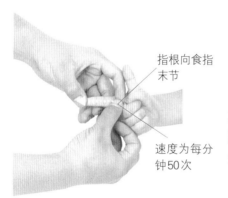

指根向食指末节

速度为每分钟50次

❷ **清肝经：**用拇指螺纹面直推肝经 300 次。肝经在双手食指末节螺纹面。

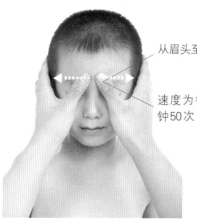

从眉头至眉梢

速度为每分钟50次

❸ **推坎宫：**用两拇指螺纹面自眉头向眉梢分推坎宫 100 次。坎宫在头部，眉头至眉梢。

往后翻

如果麦粒肿症状有所缓解，可以通过下页手法巩固。

这样按摩才能好彻底

挤压耳尖和按摩太阳对麦粒肿初期效果较好，若有必要，可以在耳尖放血治疗，但最好由专业医师操作。按摩时力度不宜过大，以宝宝感觉酸、胀为度。

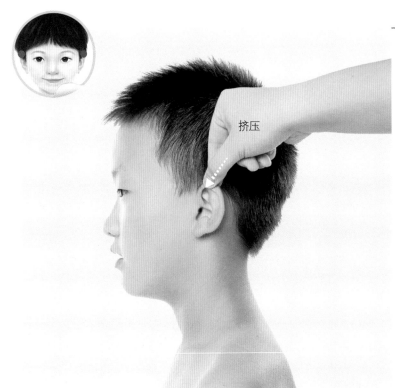

1 挤压耳尖：用拇指和食指指尖挤压耳尖2分钟。将耳郭折向前方，耳郭上方尖端处即是耳尖。

挤压

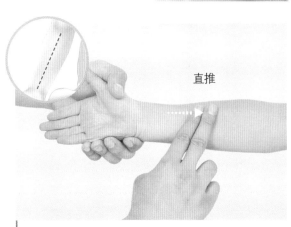

直推

2 清天河水：用食、中二指面自腕向肘直推天河水至发红。天河水在前臂正中，总筋至曲泽成一直线。

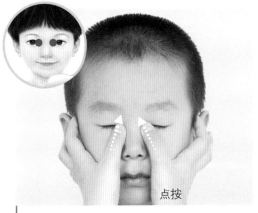

点按

3 点按睛明：用拇指螺纹面点按睛明50次。睛明在目内眦旁0.1寸。

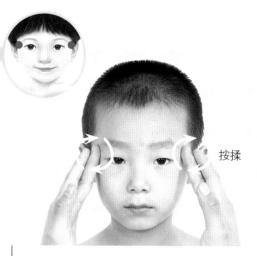

4 按揉太阳:用中指指端揉太阳 100 次。太阳在眉梢后凹陷处,左右各一穴。

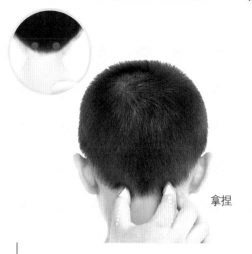

5 拿风池:以拇指和食、中二指相对用力拿捏风池 1~2 次。风池位于枕外隆突下,胸锁乳突肌上端与斜方肌上端之间的凹陷中,左右各一穴。

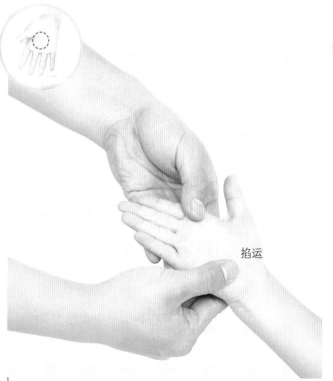

6 逆运内八卦:用拇指指端逆时针方向掐运内八卦 300 次。内八卦在手掌面,是以掌心为圆心,以圆心至中指根横纹约 2/3 处为半径所作的圆。

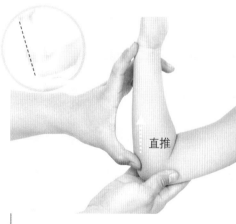

7 退六腑:用拇指螺纹面退六腑 300 次。六腑在手臂尺侧,自肘部至腕横纹。

痱子

宝宝最容易得红痱，好发于手背、肘窝、脖子、胸背、腹部、脸上和臀部；其次是白痱，好发于脖子、躯干上，表现为小水疱，表皮薄，发亮，液体清，容易破。在感受上，长痱子后比较痒，也会感到疼痛，有时还会感到热辣辣的灼痛。

痱子和湿疹

痱子夏天多发，好发于肘窝、脖子、胸背等；湿疹不分季节，但冬季常加剧，易反复，好发于面颊、前额、眉毛、耳后，多对称发作。

✚ 专家教你这样做

痱子是因为夏天汗排泄不畅而发生的皮肤病。夏天温度高，宝宝出汗多蒸发不掉，角质层被汗液浸渍，堵塞汗腺，形成丘疹、水疱等，就是痱子。大多胖乎乎的，且褶皱部位比较多的宝宝，容易起痱子。中医认为，长痱子主要是因为暑湿蕴蒸、汗泄不畅，因此按摩以消暑湿、泻火解毒、益气、消疮为主。

处方

🖐 1. 紧急缓解方：清肺经、推天柱骨、清脾经。

2. 巩固疗法：清天河水，按揉膈俞，清大肠，捏脊，拿合谷，按揉曲池，拿百虫窝。

🍃 3. 推荐食材：多食用清暑化湿、泻火解毒的食物，如绿豆、薏米、西瓜、金银花、蒲公英、甘草等。

4. 禁忌食材：避免吃辛辣刺激食物，如辣椒、韭菜；肥腻、燥热、煎炸食品也要避免，如油条、羊肉等。

⏰ 5. 按摩时间与次数：每天早晚各按摩1次。

6. 按摩介质：水、薄荷水、软膏。

西瓜翠衣汤

材料： 西瓜翠衣 100 克，冰糖适量。

做法： 西瓜挖去瓤，去外皮，所剩部分切片，加水煮 15 分钟左右，加入冰糖，放凉后饮用。

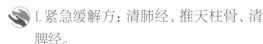

能清暑热、泻火，平日脾胃虚寒的宝宝要少服用

金银花露

材料： 金银花 15 克，冰糖（或蜂蜜）适量。

做法： 金银花加水 500 毫升，熬煮后去渣取汁，凉凉后加入冰糖（或蜂蜜），搅拌均匀后分 3~4 次饮用。

能清热解暑，预防和缓解痱子，但不要长期饮用

✚ 妈妈要注意的护理细节

1. 痱子粉有预防长痱子的作用，适合宝宝皮肤健康时使用；当宝宝长痱子后，最好不要给宝宝使用，否则容易阻塞毛孔。

2. 易长痱子的宝宝洗澡后要擦干，擦痱子粉预防。

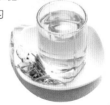

紧急缓解痱子，清肺经、推天柱骨、清脾经

以下按摩手法有清热泻火的作用。

注意

可以配合用薄荷煮水给宝宝洗澡。

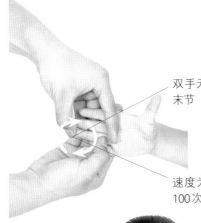

双手无名指末节

速度为每分钟100次

① **清肺经**：用拇指螺纹面直推肺经 300 次。肺经在双手无名指末节螺纹面。

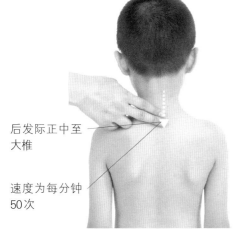

后发际正中至大椎

速度为每分钟50次

② **推天柱骨**：用拇指或食中指自上向下直推天柱骨 300 次。天柱骨在颈后发际正中至大椎穴成一直线。

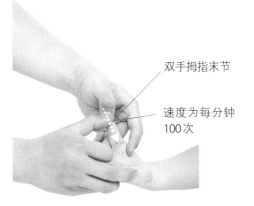

双手拇指末节

速度为每分钟100次

③ **清脾经**：用拇指螺纹面直推脾经 300 次。脾经在双手拇指末节螺纹面。

往后翻

如果痱子症状有所缓解，可以通过下页手法巩固。

这样按摩才能好彻底

按摩以消暑湿、泻火解毒、益气、消疮为主。清天河水、清大肠、按揉膈俞是泻热的手法；按揉合谷能镇静止痛，清热解表；按揉曲池能清热和营；拿百虫窝能止皮肤瘙痒。

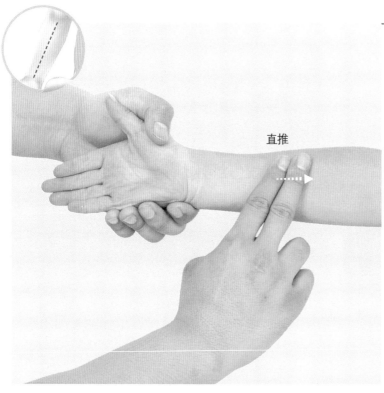

直推

1 **清天河水**：用食、中二指面自腕向肘直推天河水 100 次。天河水在前臂正中，总筋至曲泽成一直线。

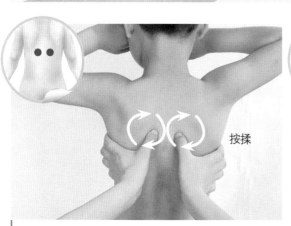

按揉

2 **按揉膈俞**：用拇指螺纹面按揉膈俞 1~3 分钟。膈俞在背部，第 7 胸椎棘突下，后正中线旁开 1.5 寸。

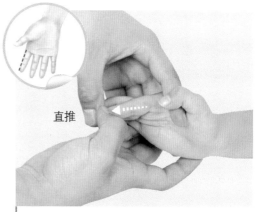

直推

3 **清大肠**：用拇指螺纹面从虎口直推向食指尖 300 次。大肠在双手食指桡侧缘，自食指尖至虎口成一直线。

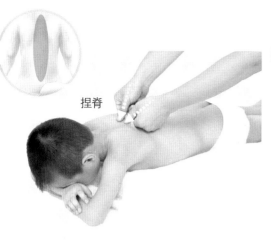

捏脊

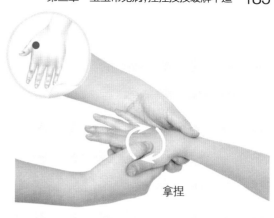

拿捏

4 捏脊：用拇指桡侧缘顶住皮肤，食、中二指前按，三指同时用力提拿肌肤，双手交替捻动，自下而上，向前推行，每捏3次，向上提拿1次。共操作3~5遍。脊柱是指大椎至龟尾成一直线。

5 拿合谷：用拇指螺纹面按揉合谷2~3分钟。合谷在手背，第1、第2掌骨之间，约平第2掌骨中点处。

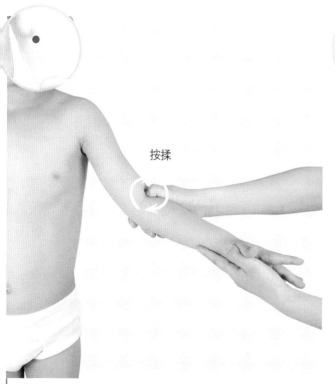

按揉

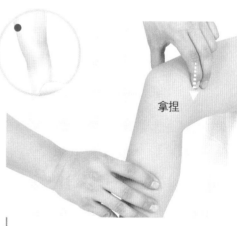

拿捏

7 拿百虫窝：用拇指和食指拿百虫窝2分钟。百虫窝在膝上内侧肌肉丰厚处。

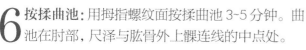

6 按揉曲池：用拇指螺纹面按揉曲池3~5分钟。曲池在肘部，尺泽与肱骨外上髁连线的中点处。

幼儿急疹发热

幼儿急诊发热表现为：宝宝出诊前通常会发热，可高达 39.5℃，但没有其他症状，精神好、饮食也好。一般宝宝发热 3~5 天，体温突然下降，就会出疹。疹子一般分布在躯干上，红色斑丘疹，按压褪色。

幼儿急疹和风疹

幼儿急疹出疹前 3 天通常是单纯反复发热，疹子为玫瑰红色；风疹通常在春季发病，发热与淡红色细点丘疹同时发生。

✚ 专家教你这样做

在疹子没有发出来之前，往往很难判断发热的具体原因。妈妈通常可以根据疹子发出来的时间来判断宝宝是否患了幼儿急疹。疹子是肺里的邪热往外发的表现，要用清肺热的方法，肺中邪热清除后要用补脾的方法来充盈。因为脾是肺的"母亲"，"母亲"好了，"儿子"自然就好，也就是说补好脾，肺气自然足。

处方

🖐 1. 紧急缓解方：开天门、推坎宫、清肺经。

2. 巩固疗法：运太阳、清天河水、揉小天心、补脾经、推三关、退六腑、运内八卦。

 3. 推荐食材：雪梨、荸荠、白萝卜，这些食物可以清肺热；也可以食用绿豆清热。

4. 禁忌食材：鸡蛋、虾、螃蟹、韭菜，如果是母乳喂养，妈妈也最好避开这些食物。

⏰ 5. 按摩时间与次数：按摩治疗幼儿急疹发热，每天 2~3 次，10 次为 1 个疗程。

6. 按摩介质：香菜水、薄荷水。

✚ 加减方

咳嗽、颈部淋巴肿大，可能出现肺炎及并发症：加按肺俞、膻中、天突等。

白萝卜雪梨汁

材料： 白萝卜半个，雪梨 1 个，蜂蜜适量。

做法： 白萝卜、雪梨洗净去皮后用榨汁机榨汁，或直接捣成汁，为了宝宝能顺利喝下去，可以少加点蜂蜜。

白萝卜和雪梨都是清肺热的食材，能帮助快速退热

绿豆大米汤

材料： 绿豆 50 克，大米 30 克。

做法： 绿豆浸泡 2 个小时，先倒入锅中煮烂，再倒入大米，煮至大米开花，盛出米汤给宝宝服用。

绿豆清热，大米汤补脾胃，绿豆大米汤两种效果都能达到

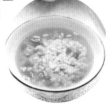

✚ 妈妈要注意的护理细节

1. 幼儿出疹要一周左右，在出疹期间和疹子刚刚退去后不要让宝宝吹风，也不要和其他小朋友接触，以防传染。

2. 千万不要用"焐热"出汗的办法降温。

紧急退热，开天门、推坎宫、清肺经

在发热初期，妈妈们可能很难判断是什么原因导致的发热，可以用以下 3 种方法应对，这 3 种方法对感冒引起的发热也有效。

注意

若发热超过 39℃，可给宝宝做捏脊按摩，按摩介质可用水，边蘸水边捏脊。

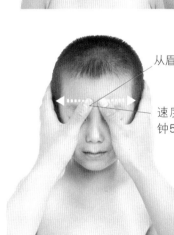

从两眉中间至发际

速度为每分钟50次

1 **开天门**：拇指自下而上交替直线开天门 30~50 次。天门在头部从眉心至前发际线。

从眉头至眉梢

速度为每分钟50次

2 **推坎宫**：用两拇指螺纹面分推坎宫 50 次。坎宫在头部，眉头至眉梢。

无名指末节至指根

3 **清肺经**：用拇指螺纹面向指根方向直推肺经约 100~300 次。肺经在手指，无名指末节螺纹面。

速度为每分钟50次

≫ **往后翻**

如果幼儿急疹发热症状有所缓解，可以通过下页手法巩固。

这样按摩才能好彻底

当宝宝体温降到 37.5℃，再接着按摩以下 7 个穴位，可以帮助宝宝将体温降到正常水平，缓解宝宝不舒服的状况，按摩直至热退除疹。

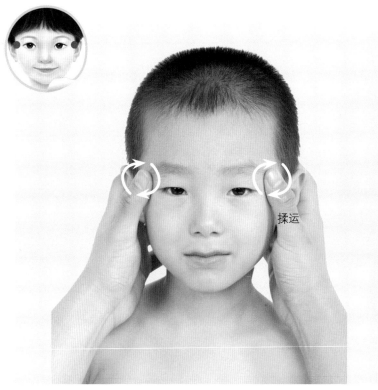

揉运

1 运太阳：两拇指指端揉太阳 50 次。太阳在头部，眉梢往外 1 横指的凹陷中。

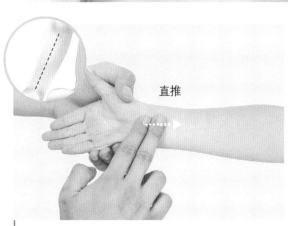

直推

2 清天河水：用食、中二指面自腕向肘从总筋推至曲泽 100~300 次。天河水在前臂正中，总筋至曲泽成一条直线。

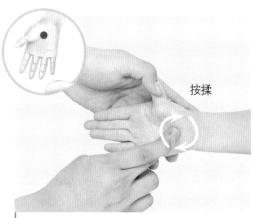

按揉

3 揉小天心：中指端揉双手小天心 100~300 次。小天心在手部，大小鱼际交接处凹陷中。

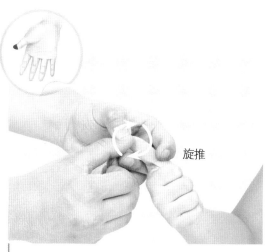

旋推

4 补脾经: 用拇指螺纹面旋推双手脾经100~300 次。脾经在拇指末节螺纹面。

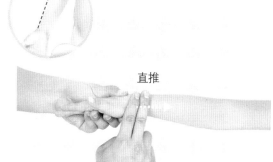

直推

5 推三关: 用拇指桡侧面或食、中指螺旋面推三关100次。三关在手臂桡侧,腕横纹至肘部。

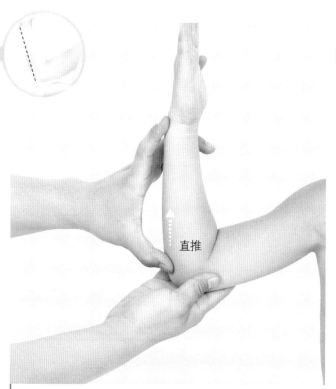

直推

6 退六腑: 用拇指螺纹面退六腑 300 次。六腑在手臂尺侧,自肘部至腕横纹。

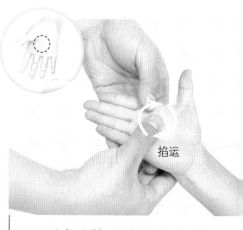

掐运

7 运内八卦: 用拇指指端顺时针方向掐运内八卦 300 次。内八卦在掌心,是以掌心为圆心,以圆心到中指根的 2/3 为半径的圆。

湿疹

湿疹在婴幼儿期间发病较多，一般出在面颊、额头、眉间、耳后、腹股沟，严重的全身可见。一开始是出红斑，在红斑上出现密集的小丘疹，伴有瘙痒，抓挠会有液体渗出，干燥后结痂，会起皮。多对称分布，愈后容易复发。

湿疹与荨麻疹

湿疹会起丘疹，抓挠有液体渗出，溃破后结痂；荨麻疹皮肤潮红，风团形状、大小不同，颜色苍白或鲜红，退后不留痕迹，瘙痒。

➕ 专家教你这样做

过敏体质的宝宝容易得湿疹，这也与气候变化、情绪紧张、感染以及用药等有关，春季多见。中医认为，湿疹是体内湿热比较重，应以养血祛风、清热解毒、利湿为主。初期以调理脾肺为主，后期以泻肝火、解毒为主。

百合绿豆汤

材料： 绿豆 50 克，百合 25 克，冰糖适量。

做法： 绿豆浸泡 2 小时；百合剥开。绿豆倒入砂锅，倒开水煮至绿豆熟烂，放百合片，继续煮至百合熟烂，放冰糖。

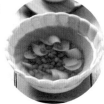

能清热，解疮疡肿毒

处方

1. 紧急缓解方：推脾经、推肺经、清大肠。
2. 巩固疗法：清肝经、清天河水、按揉脾俞、按揉曲池、按揉三阴交、按揉阴陵泉、按揉百虫窝。
3. 推荐食材：富含维生素和矿物质，如胡萝卜、瘦肉、菠菜、苹果等。
4. 禁忌食材：鱼、虾、蟹等海产品，辣椒等刺激性食物，容易引起过敏的食物。
5. 按摩时间与次数：每天早晚各 1 次。
6. 按摩介质：香菜水、薄荷水。

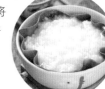
荷叶粥

材料： 鲜荷叶 1 张，大米 50 克，冰糖适量。

做法： 大米放入砂锅，加水煮成粥；将鲜荷叶撕成块，盖在粥上面，再略煮片刻，最后将荷叶取出，加少许冰糖。

能清凉解暑

➕ 妈妈要注意的护理细节

1. 不要随便给宝宝涂药，尤其是激素类药物，否则容易对药物产生依赖。
2. 妈妈要注意观察宝宝是否对某些食物过敏，及早中断过敏源。

紧急缓解湿疹，推脾经、肺经，清大肠

湿疹是皮肤病，肺主皮毛，所以与肺有关；其为湿热，水湿与脾有关；清大肠能清利湿热。3 种手法一起用，能缓解湿疹状况。

注 意

宝宝起湿疹要及时去医院，根据医生处方涂抹药物，辅以按摩。另外，要避免宝宝抓痒，以防引发感染。

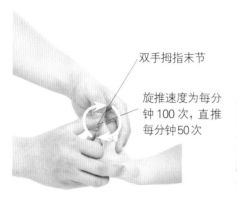

双手拇指末节

旋推速度为每分钟 100 次，直推每分钟 50 次

❶ 推脾经： 用拇指螺纹面旋推脾经 300 次，再由指端向指根方向直推脾经 300 次。脾经在双手拇指末节螺纹面。

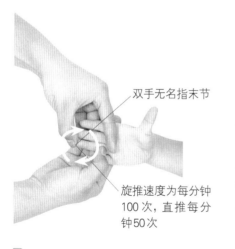

双手无名指末节

旋推速度为每分钟 100 次，直推每分钟 50 次

❷ 推肺经： 用拇指螺纹面旋推肺经 300 次，再向指根方向直推肺经 300 次。肺经在双手无名指末节螺纹面。

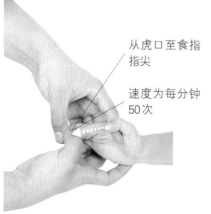

从虎口至食指指尖

速度为每分钟 50 次

❸ 清大肠： 从虎口直推向食指尖 300 次。大肠在双手食指桡侧缘，自食指尖至虎口成一直线。

≫ 往后翻

如果湿疹症状有所缓解，可以通过下页手法巩固。

这样按摩才能好彻底

湿疹后期，水湿少了，和血虚生风有关，要养血祛风；而且如果化热，就要清肝火、解毒。此时可按以下手法按摩。

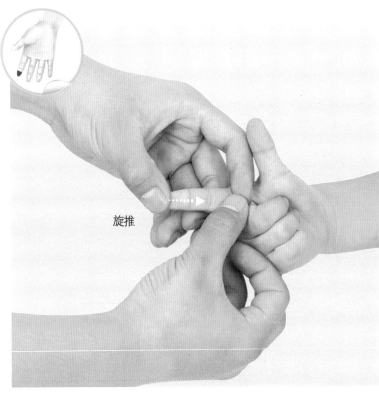

旋推

1 清肝经：用拇指螺纹面直推肝经 300 次。肝经在双手食指末节螺纹面。

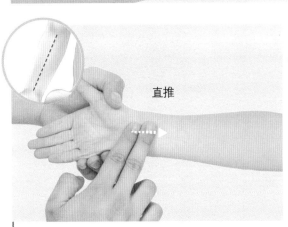

直推

2 清天河水：用食、中二指面自腕向肘直推天河水至皮肤发红。天河水在前臂正中，总筋至曲泽成一直线。

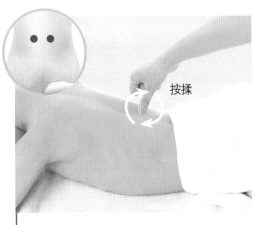

按揉

3 按揉脾俞：用拇指指端按揉脾俞1~2分钟。脾俞在第11胸椎棘突下，旁开1.5寸。

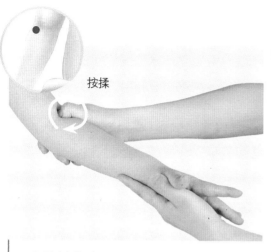

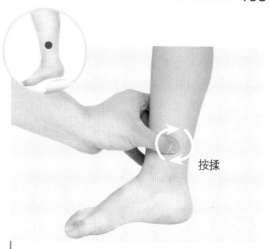

4 **按揉曲池:**用拇指螺纹面按揉曲池1~2分钟。曲池在肘部,尺泽与肱骨外上髁连线的中点处。

5 **按揉三阴交:**用拇指螺纹面按揉三阴交1~2分钟。三阴交在双足内踝上3寸。

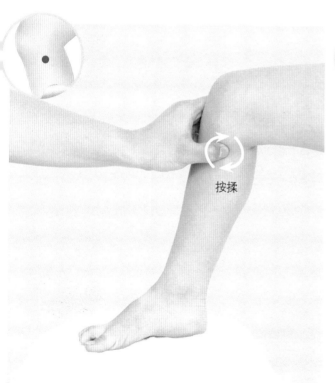

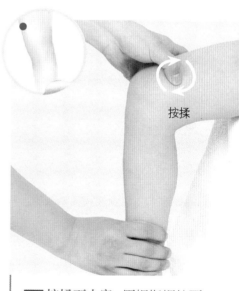

7 **按揉百虫窝:**用拇指螺纹面按揉百虫窝1~2分钟。百虫窝在膝上内侧肌肉丰厚处。

6 **按揉阴陵泉:**用拇指螺纹面按揉阴陵泉1~2分钟。拇指沿小腿内侧骨内缘向上推,抵膝关节下,胫骨向内上弯曲,凹陷处即是阴陵泉。

荨麻疹

荨麻疹皮肤潮红，有大小不同、形状不同的风团，颜色苍白或鲜红，退后不留痕迹，瘙痒难忍。急性发作时，风团突然出现，开始风团不多，较分散，抓挠后会增多增大；慢性发作，风团反复出现，早晨或临睡前会加重，绵延发作可达2个月。

各种类型的荨麻疹

风寒型疹色淡红或发白，遇冷或风吹加重，冬天比较严重，应疏风散寒；风热型疹色深红，灼热，发痒，遇热加重，应疏风清热。

✚ 专家教你这样做

小儿荨麻疹发病主要是人体正气虚弱，风邪入侵，造成风寒或风热型荨麻疹；饮食不洁或肠内有虫，会造成肠胃湿热，也容易出现荨麻疹；再者是因为宝宝体质较弱，易形成心脾两虚型荨麻疹。按摩应以祛风养血为主，风寒、风热、肠胃湿热还要根据症状散寒或散热。

处方

 1. 紧急缓解方：按揉风池、按揉曲池、拿百虫窝。

2. 巩固疗法：按揉肩井、按揉膈俞、捏脊、拿合谷、按揉阴陵泉、按揉足三里、按揉风市。

 3. 推荐食材：南瓜、薏米、樱桃等祛风食物，以及红枣、小米等养血食物。

4. 禁忌食材：鱼、虾、蟹等海产品，辣椒等刺激性食物，容易引起过敏的食物。

🕐 5. 按摩时间与次数：每天早晚各1次。

6. 按摩介质：散寒可用生姜水；散热可用薄荷水。

✚ 加减方

风寒型：加揉外劳宫、揉脐。

风热型：加清天河水、退六腑。

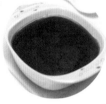
冬瓜荠菜汤

材料： 冬瓜200克，荠菜100克，白菜50克，红糖适量。

做法： 冬瓜去皮；白菜、荠菜去叶留根，放入锅中加水煮熟，加红糖，喝汤。

能祛风去湿，适合风热型、胃肠湿热型荨麻疹患儿食用

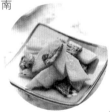
南瓜炒牛肉

材料： 南瓜250克，牛肉150克，盐、植物油各适量。

做法： 牛肉炖七分熟；南瓜切片。倒油，倒牛肉和南瓜片炒熟，加盐。

能温中散寒、补中益气、健脾益胃

✚ 妈妈要注意的护理细节

小儿急性荨麻疹比较多见，多由食物、药物、感染引起，妈妈们要注意。

紧急缓解荨麻疹，按揉风池、曲池，拿百虫窝

风池能祛风散毒，是祛风要穴；曲池能祛风通络，对多种皮肤病有效；百虫窝能祛风活血、驱虫止痒，对各种丘疹有效。

注意

若宝宝还出现发热症状，退热不要太快，要选择用温水擦浴这样的温和手法。

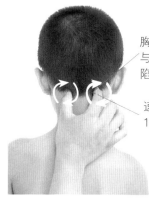

胸锁乳突肌上端与斜方肌上端凹陷中

速度为每分钟100次

① **按揉风池：**用拇、食二指螺纹面按揉风池1~3分钟。风池位于枕外隆突下，胸锁乳突肌上端与斜方肌上端之间的凹陷中，左右各一穴。

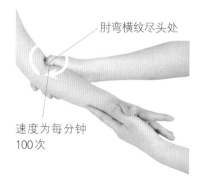

肘弯横纹尽头处

速度为每分钟100次

② **按揉曲池：**用拇指指端按揉曲池2~3分钟。曲池在肘部，尺泽与肱骨外上髁连线的中点处。

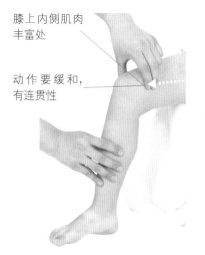

膝上内侧肌肉丰富处

动作要缓和，有连贯性

③ **拿百虫窝：**用拇指和食指拿百虫窝2分钟。百虫窝在膝上内侧肌肉丰厚处。

》 往后翻

如果荨麻疹症状有所缓解，可以通过下页手法巩固。

这样按摩才能好彻底

按揉肩井穴可以祛风清热,活络消肿;风市能祛风化湿;膈俞能理气,活血通脉;合谷能疏风;捏脊,按摩阴陵泉、足三里主要以健脾、理气、化湿为主。

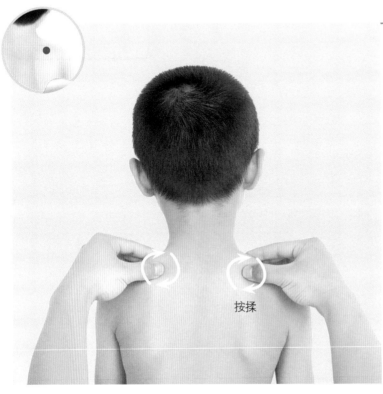

按揉

1 **按揉肩井:** 宝宝取坐位,妈妈站在宝宝身后,用拇指与食、中二指对称按揉肩井 3~5 次。肩井在大椎和锁骨肩峰端连线中点。

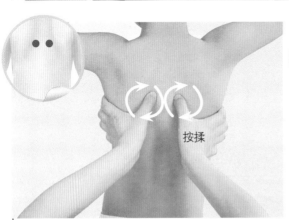

按揉

2 **按揉膈俞:** 用拇指螺纹面按揉膈俞 1~3 分钟。膈俞在背部,第 7 胸椎棘突下,后正中线旁开 1.5 寸。

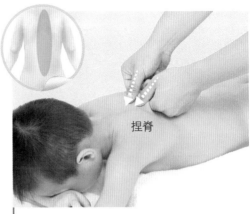

捏脊

3 **捏脊:** 用拇指桡侧缘顶住皮肤,食、中二指前按,三指同时用力提拿肌肤,每捏 3 次,向上提拿 1 次。共操作 3~5 遍。脊柱是指大椎至龟尾一条直线。

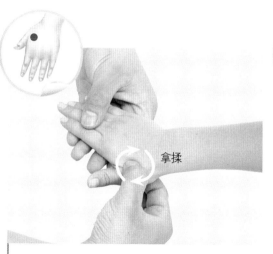

拿揉

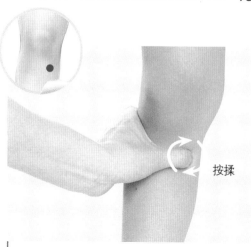

按揉

4拿合谷: 用拇指螺纹面按揉合谷 2~3 分钟。合谷在手背,第 1、第 2 掌骨之间,约平第 2 掌骨中点处。

5按揉阴陵泉: 用拇指螺纹面按揉阴陵泉 1~2 分钟。拇指沿小腿内侧骨内缘向上推,抵膝关节下,胫骨向内上弯曲,凹陷处即是阴陵泉。

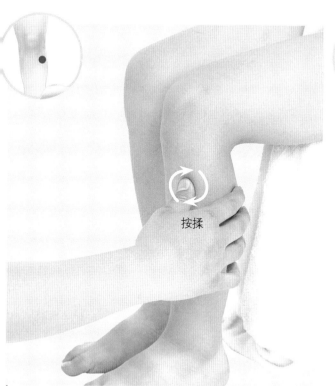

按揉

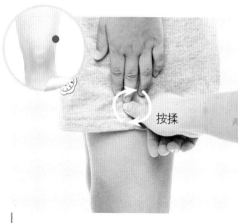

按揉

7按揉风市: 用拇指螺纹面按揉风市 1~2 分钟。直立垂手,手掌并拢伸直,中指指尖处即是。

6按揉足三里: 用拇指螺纹面按揉足三里 50 次。足三里在外膝眼下 3 寸,胫骨前嵴外 1 横指处,左右各一穴。

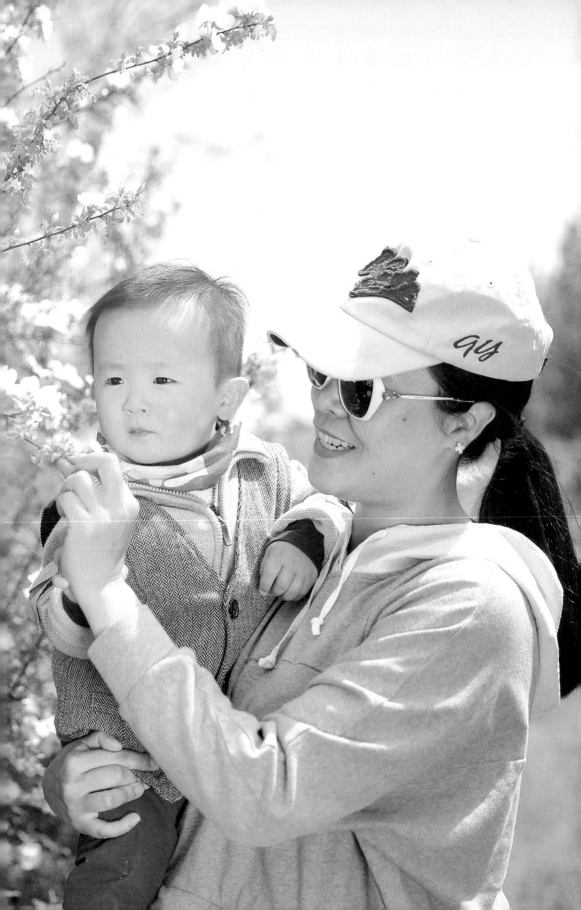

第四章

捏捏按按，
宝宝常见问题轻松解决

有时宝宝并没有得病，只是有的地方不舒服；再有时宝宝病情总是反复，比如说，宝宝一到秋天就咳嗽、感冒，阶段性过敏，总是患胃病等。妈妈们总希望有一种方法能预防疾病，就像《黄帝内经》中所说，"不治已病治未病"。这一章来告诉妈妈一些预防宝宝常见疾病的简单按摩手法，用妈妈的双手，给宝宝打造健康身体。

健脾保肺，宝宝不再咳嗽

肺为清虚之体，不耐寒热，易于受邪，所以在病理上形成了肺为娇脏、难调而易伤的特点。我们前面说过宝宝肺常不足，关键原因在脾常不足。脾与肺为母子之脏，母病必然涉及子，脾气虚，则肺气不足，外邪最容易乘虚而入，使得肺失清肃而产生各种疾病；如果脾气健旺，则水谷精微之气上注与肺，卫外自固，外邪就无从而入。

肺气强弱与否，实则依赖于后天脾胃之气，所以要预防外邪的入侵，必须健脾，并及时疏解风邪。经常采用健脾保肺的按摩手法，可以调和营卫、宣通肺气，增强身体的御寒能力，预防感冒的发生。

处方

1. 揉外劳宫、黄蜂入洞、按揉肩井。
2. 补脾经、揉手心、分推膻中、拍肺俞。
3. 推荐食材：山药、红枣、菠菜、黄芪等。
4. 禁忌食材：生冷油腻食物。
5. 按摩时间与次数：宜清晨进行，每天1次，5天为1个疗程。疗程期间休息3天。
6. 按摩介质：滑石粉。

处方1，适合患感冒咳嗽的宝宝

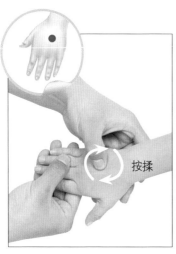

1 揉外劳宫：妈妈用右手持宝宝的右手，用左手拇指揉外劳宫300次。外劳宫在手背与内劳宫相对。

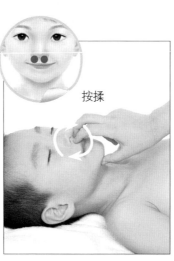

2 黄蜂入洞：让宝宝静静地平躺，妈妈右手食指、中指分别放在宝宝两鼻孔下缘顺时针揉动50次。

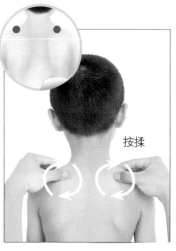

3 按揉肩井：宝宝取坐位，妈妈站在宝宝身后，用拇指与食、中二指对称按揉肩井3~5次。肩井在大椎和锁骨肩峰端连线中点。

处方 2, 适合伤食、感冒交替出现, 或感冒发病前食物旺盛的宝宝

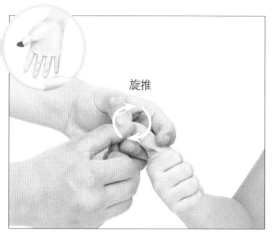

旋推

1 **补脾经:** 妈妈用左手固定宝宝的左手, 暴露其拇指, 将其拇指屈曲, 从指间旋推向指根。脾经在双手拇指末节螺纹面。

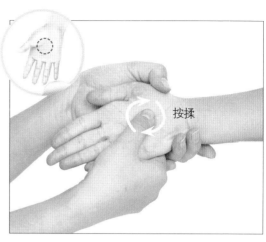

按揉

2 **揉手心:** 妈妈用右手拇指按揉宝宝手心 (相当于内劳宫及其周围)。

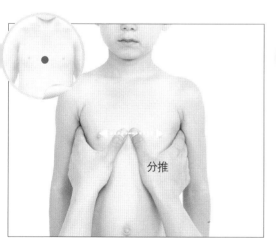

分推

3 **分推膻中:** 妈妈站在宝宝对面, 用双手拇指从第1、2肋间隙的胸肋关节处向两边分推, 依次推第2、3, 第3、4, 第4、5肋间隙, 最后用拇指揉膻中 50~100 次。膻中在前正中线上, 两乳头连线的中点处。

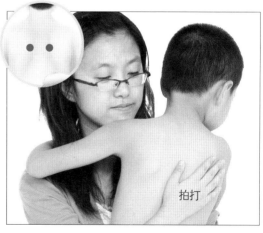

拍打

4 **拍肺俞:** 怀抱宝宝, 宝宝面对妈妈, 妈妈用掌心轻拍其肺俞 50 次。肺俞在第3胸椎棘突下, 旁开1.5 寸, 左右各一穴。

眼部保健，保护宝宝视力

眼睛是人体的重要器官，保护视力与生活起居、工作学习、都有密切的关系，故要让宝宝从小养成保护眼睛的好习惯。如今，电子产品成为了宝宝的"玩具"之一，妈妈们要控制宝宝接触电子产品的时间，舒缓宝宝眼部疲劳，及早预防宝宝眼部疾病，如小儿近视、弱视等。

眼部保健按摩法是运用一定的按摩手法，对穴位进行刺激，以达到疏通经络、调和气血、促进眼周围血液循环的效果，从而改善眼部神经的营养，使眼肌的疲劳得以解除。

处方

1. 静坐、揉眼周穴位、揉睛明、刮眼轮、拿风池、摇颈耸肩。

2. 推荐食材：富含维生素A的食物，如动物肝脏、蛋黄、胡萝卜、菠菜、西红柿等。

3. 禁忌食材：过甜的食物。

4. 按摩时间与次数：7~15岁的少年儿童最适用，每天课间或作业完成后进行。

5. 按摩介质：滑石粉、水、润肤乳。

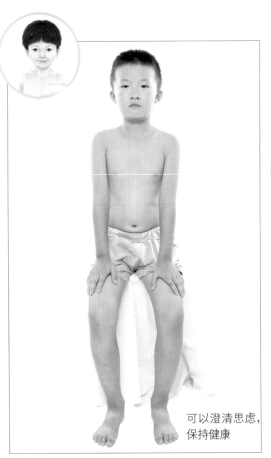

可以澄清思虑，保持健康

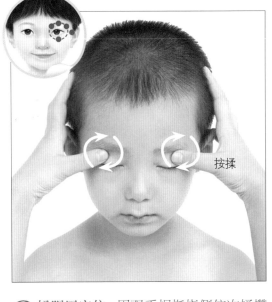

1 静坐： 屈膝正做，双手放在膝上，静坐2~3分钟。

2 揉眼周穴位： 用双手拇指桡侧依次揉攒竹、鱼腰、丝竹空、太阳、四白各64次。

按揉

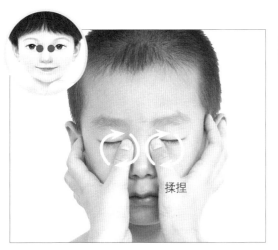

3 揉睛明:用双手拇指分别放在两侧睛明上,做相对用力地挤捏,以局部酸胀为度。

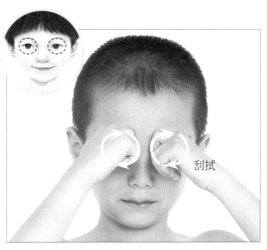

4 刮眼轮:用两手食指第2节桡侧面刮眼眶,圈绕眼睛一周为一圈,一共刮16圈。

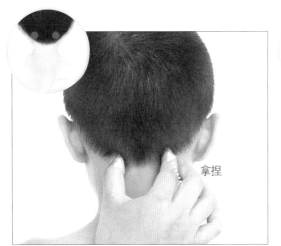

5 拿风池:以拇指和食、中二指相对用力拿捏风池1~2次。风池位于枕外隆突下,胸锁乳突肌上端与斜方肌上端之间的凹陷中,左右各一穴。

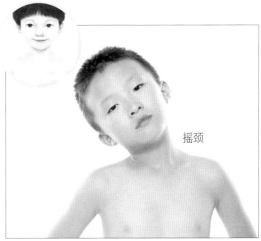

6 摇颈耸肩:低头自左向后,向右,再向前,反复8次;双肩关节耸动向前8次,向后8次。

增强免疫力，宝宝不生病

每个妈妈都希望自己的宝宝健康成长，免受疾病的侵扰。而在众多疾病中，感冒恐怕是宝宝患病次数最多的疾病了，长期按摩，能大大提高宝宝抗感冒的能力。除此之外，也要让宝宝多运动，提高自身免疫力。

日常强身保健按摩能健脾和胃、增进食欲、强壮身体、促进发育，使宝宝健康成长。预防感冒保健按摩能宣肺利窍，通阳固表，预防感冒、支气管炎。

处方1，适合日常强身保健

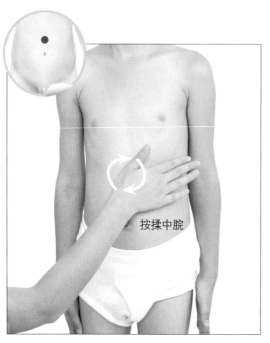

1 **按揉中脘：** 妈妈用大鱼际按揉中脘50次。中脘在脐上4寸。

处方

1. 按揉中脘、按揉足三里。
2. 擦面、按揉迎香、推擦胸背、按揉合谷。
3. 推荐食材：圆白菜、洋葱、西蓝花、牡蛎、蜂蜜、大蒜。
4. 按摩时间与次数：处方1适合在清晨或空腹时进行，每天1次。处方2可每天1次。流感时每天2次。
5. 按摩介质：滑石粉、水、润肤乳。

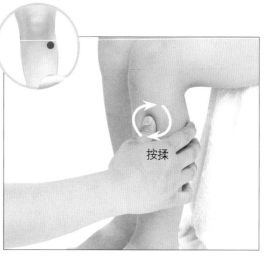

2 **按揉足三里：** 用拇指螺纹面按揉双侧足三里各50次。足三里在外膝眼下3寸，胫骨前嵴外1横指处，左右各一穴。

处方 2, 适合预防感冒、保健

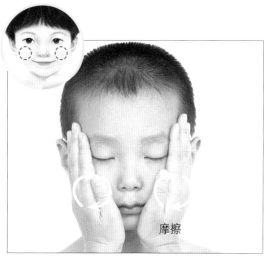

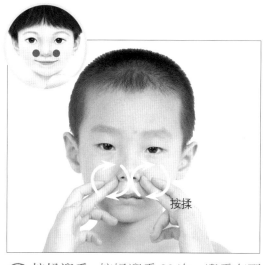

1 **擦面:** 妈妈搓至两手掌发热, 给宝宝擦面 80 次(或面颊发热为止)。

2 **按揉迎香:** 按揉迎香 30 次。迎香在面部, 鼻翼外缘中点, 鼻唇沟中。

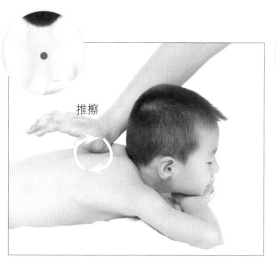

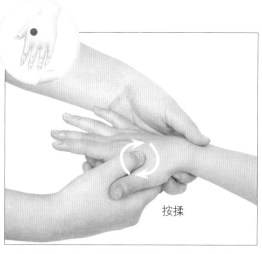

3 **推擦胸背:** 推擦胸背各 3~5 遍。

4 **按揉合谷:** 用拇指螺纹面按揉合谷 2~3 分钟。合谷在手背, 第 1、第 2 掌骨之间, 约平第 2 掌骨中点处。

健脑益智，让宝宝更聪明

宝宝的健康成长，是肾的元阴和元阳相互协助，相互支持，相互影响的结果。肾主藏精，精生髓，髓又上通于脑，因此精足则令人智慧聪明。所以益智保健法能让肾精充分滋养宝宝的大脑，促进宝宝智力开发，身心健康，精神愉快，让宝宝更聪明。

另外，长期按这套手法按摩，对五迟（立迟、行迟、发迟、齿迟、语迟）、五软（头项软、口软、手软、足软、肌肉软）等小儿发育障碍有一定的治疗作用。

处方

1. 推五经，捏十宣，摇下肢关节，捏脊，按揉肾俞、脾俞、心俞，推风门。

2. 推荐食材：谷物食品，坚果等。

3. 按摩时间与次数：适用于3周岁以下宝宝，每天1次，30天为1个疗程，疗程间休息1周。五迟、五软等患儿每隔2个月休息1周。

4. 按摩介质：滑石粉。

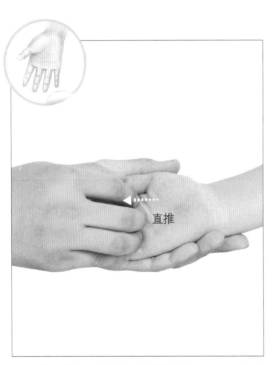

直推

1 推五经：妈妈左手托着宝宝左手，使其手心向上，妈妈右手五指并拢，与宝宝左右相合，从其掌根开始，沿着手掌，顺着指根向指尖推去，反复操作。

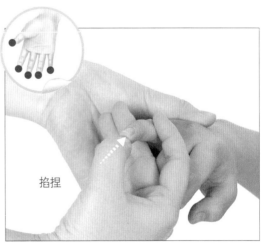

掐捏

2 捏十宣：妈妈将宝宝右手拇、食、中、无名、小指的十宣各捏20次。十宣在十指尖指甲内赤白肉际处。

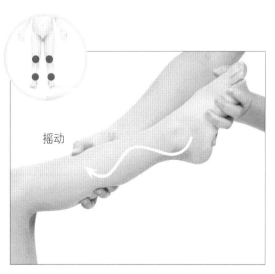

3 摇下肢关节: 摇晃宝宝下肢膝、踝关节各 20~30 次。

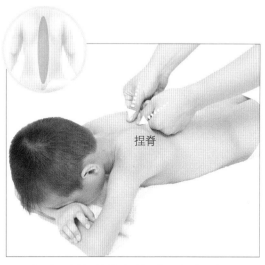

4 捏脊: 用拇指桡侧缘顶住皮肤,食、中二指前按,三指同时用力提拿肌肤,每捏 3 次,向上提拿 1 次。共操作 3~5 遍。脊柱是指大椎至龟尾一条直线。

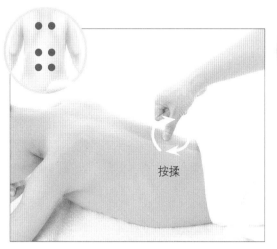

5 按揉肾俞、脾俞、心俞: 重按肾俞、脾俞、心俞各 3~5 次, 按揉肾俞、脾俞、心俞各 3 次。肾俞在腰部, 第 2 腰椎棘突下, 后正中线旁开 1.5 寸; 脾俞在下背部, 第 11 胸椎棘突下, 后正中线旁开 1.5 寸; 心俞在上背部, 第 5 胸椎棘突下,后正中线旁开 1.5 寸。

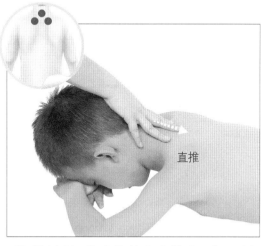

6 推风门: 将中指放在大椎上, 食、无名指分别放在风门上, 自上而下反复推 10 遍。风门在上背部, 第 2 胸椎棘突下, 后正中线旁开 1.5 寸。

养心安神，宝宝睡得香，不受惊

古人认为，心主神明。宝宝神气怯弱，神经系统发育也不健全，宝宝病理特点为心气常有余。宝宝见到异物，听到异常声响，或失足跌扑等易受到惊吓。有的宝宝还会出现发热、面色时青时红、梦中呓语、手足蠕动、夜卧不安等症。

精神调摄是中医保健中极为重要的内容，安神保健按摩法能帮助宝宝养心安神、滋阴养血，使宝宝心神安宁下来。该按摩对心肝血虚、心神失养、神志不宁等证也能起到治疗和预防作用。

处方

1. 拍肺俞、厥阴俞、心俞，按揉肺俞、厥阴俞、心俞，抚背，提耳尖，晃动头部，按揉内关。
2. 推荐食材：核桃、瓜子、芝麻、红枣、莲子等。
3. 按摩时间与次数：睡前或下午按摩最佳，每天1次，5天为1个疗程，可连续2个疗程。
4. 按摩介质：滑石粉。

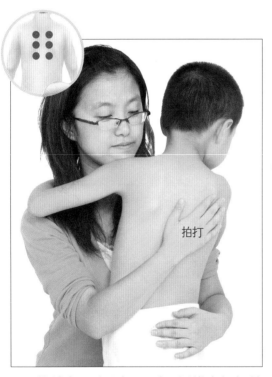

拍打

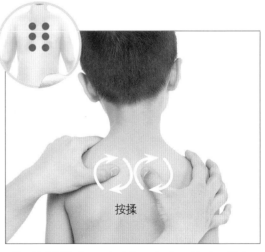

按揉

1 **拍肺俞、厥阴俞、心俞**：用掌心轻轻拍宝宝左上背部的肺俞、厥阴俞、心俞，动作要轻柔并有节奏。肺俞在第3胸椎棘突下，旁开1.5寸，左右各一穴。

2 **按揉肺俞、厥阴俞、心俞**：拍完后用双手拇指螺纹面分别按揉肺俞、厥阴俞、心俞。厥阴俞在上背部，第4胸椎棘突下，后正中线旁开1.5寸；心俞在上背部，第5胸椎棘突下，后正中线旁开1.5寸。

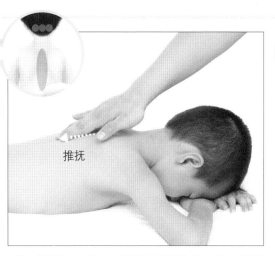

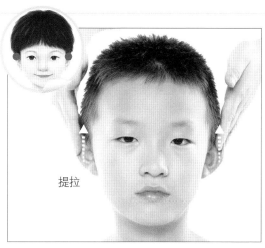

3 **抚背:** 右手中指按在风府上, 食、无名指分别按在两侧的风池上, 自上而下推抚 50~100 遍。沿脊柱向上, 入后发际上 1 横指处即是风府; 后头骨下两条大筋外缘陷窝中, 与耳垂齐平处即是风池。

4 **提耳尖:** 妈妈用两手食、中指夹住宝宝的耳尖向上提 5~10 次。

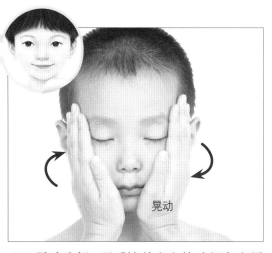

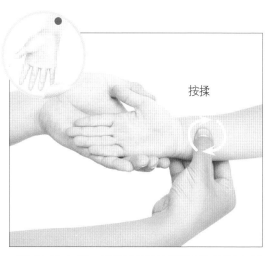

5 **晃动头部:** 双手捧着宝宝的头部左右晃动 3~5 遍。

6 **按揉内关:** 用拇指螺纹面按揉双侧内关 5~10 次。微屈腕握拳, 从腕横纹向上量 3 横指, 两条索状筋之间即是内关。

调理脾胃，让宝宝爱上吃饭

我们说，宝宝脾常不足。宝宝脏腑形态发育未全，运化功能也未健全，饮食容易造成积滞、呕吐、泄泻、厌食等症。宝宝生长发育快，需要的水谷精微较成人更迫切，因此调理脾胃，使其正常运转，是宝宝健康成长的基本保证。

调理好脾胃，才能使宝宝运化健旺、元气充足、抗病力强、不易为外邪所犯。按摩保健法可健脾和胃，增强食欲，调和气血，提高人体素质，增强抵御疾病的能力。调理脾胃保健法很多，可以用一种，也可以配合使用，一定要根据宝宝体质强弱选用。

处方

1. 摩腹、摩熨腹部。
2. 捏脊、按揉背俞穴。
3. 按揉足三里，摩腹。
4. 推荐食材：吃易消化、温度适中、松软可口的食物，如粥类、面食、红薯、南瓜、圆白菜、菠菜，等等。
5. 禁忌食材：忌生冷食物。
6. 按摩时间与次数：清晨或饭前按摩，每种方法以 6 次为 1 个疗程，每个疗程之间休息 3 天。急性传染病期间可暂停，病愈后再按摩。
7. 按摩介质：滑石粉。

处方 1

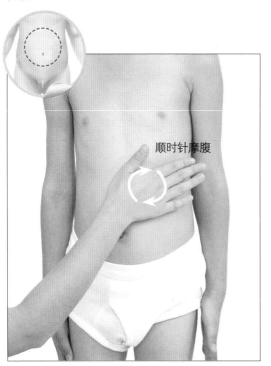

顺时针摩腹

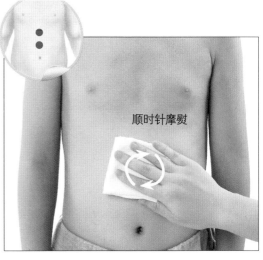

顺时针摩熨

1 摩腹：妈妈将掌心放在宝宝腹部，做顺时针方向摩腹 50 次，再做逆时针方向摩腹 50 次。

2 摩熨腹部：将炒热的细盐用布包紧后，用盐包由中脘至下脘按顺时针方向摩熨 50 次，逆时针方向摩熨 50 次，然后轻按在中脘 1~2 分钟。

处方 2

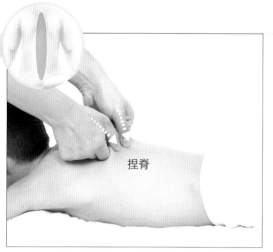

1 **捏脊**:用拇指桡侧缘顶住皮肤,食、中二指前按,三指同时用力提拿肌肤,每捏 3 次,向上提拿 1 次。共操作 3~5 遍。脊柱是指大椎至龟尾一条直线。

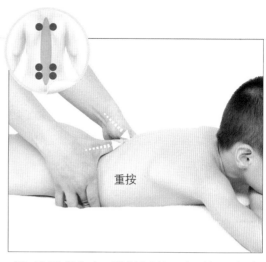

2 **按揉背俞穴**:常规捏脊 3 遍,第 4 遍时,在肾俞、胃俞、肺俞等处各重捏一下;最后用双手拇指按揉以上各背俞穴 3~5 次。肾俞在第 2 腰椎棘突下,旁开 1.5 寸,左右各一穴;胃俞在第 12 胸椎棘突下,旁开 1.5寸,左右各一穴;肺俞第 3 胸椎棘突下,旁开 1.5 寸,左右各一穴。

处方 3

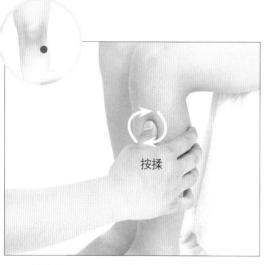

1 **按揉足三里**:妈妈用拇指按揉足三里 300 次。足三里在外膝眼下 3 寸,胫骨前嵴外 1 横指处,左右各一穴。

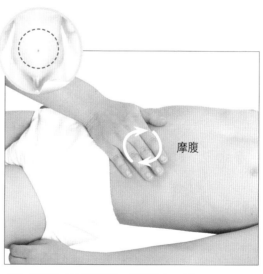

2 **摩腹**:宝宝仰卧,摩腹 300 次。

怕宝宝长不高，按摩加补钙更有效

很多妈妈担心宝宝不长个，也有的妈妈自己身高不高，怕遗传给宝宝，此时妈妈可以定期给宝宝测量身高，与儿童生长曲线对比，看看是否有差异。很多妈妈认为只要给宝宝补足营养，身高就能跟上去，其实也不尽然，还要看宝宝身体的吸收程度。

中医认为，肾主骨，补肾能强壮筋骨，有助于骨骼生长，可以达到增高的效果。长高的目的还是要通过增加脊柱和下肢的长度来完成。

处方

1. 按揉大钟、补肾经、按揉肾俞、按揉太溪、捏脊、摩腹。

2. 推荐食材：蛋白质含量高，便于咀嚼消化的食物，注意营养均衡，荤素结合，食物多样化。

3. 按摩时间与次数：每天早晚各1次。

4. 按摩介质：滑石粉。

5. 护理细节：引导宝宝养成不偏食、不挑食的习惯，多给宝宝按摩背部、下肢关节处和骨骼，促进宝宝生长发育。

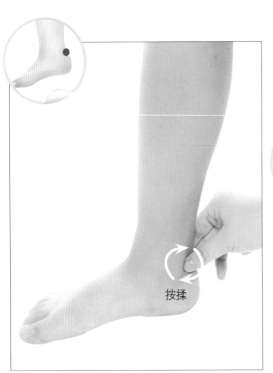

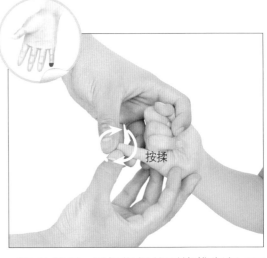

1 **按揉大钟**：用拇指螺纹面按揉两侧大钟各50次。先找到太溪，向下量半横指，再向后平推，凹陷处即是大钟。

2 **补肾经**：用拇指螺纹面旋推肾经300次。肾经在双手小指末节螺纹面。

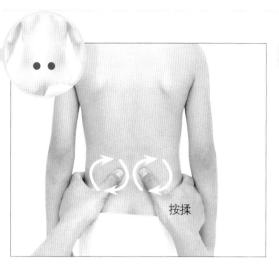

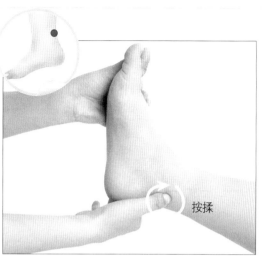

3 **按揉肾俞:** 用拇指螺纹面按揉肾俞10次。肾俞在第2腰椎棘突下,旁开1.5寸,左右各一穴。

4 **按揉太溪:** 用拇指螺纹面按揉太溪10次。太溪在踝区,内踝尖与跟腱之间的凹陷中。

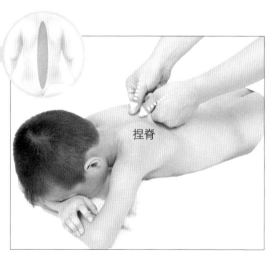

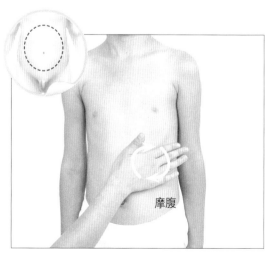

5 **捏脊:** 用拇指桡侧缘顶住皮肤,食、中二指前按,三指同时用力提拿肌肤,每捏3次,向上提拿1次。共操作3-5遍。脊柱是指大椎至龟尾一条直线。

6 **摩腹:** 将掌心放在宝宝腹部,做顺时针方向摩腹50次。

帮宝宝摆脱过敏体质

当环境、气候、衣食等发生改变时，宝宝容易出现皮肤、呼吸、消化等方面的异常改变。皮肤上多表现出瘙痒、疹子、丘疹块等；呼吸影响主要表现为咳嗽、喉咙瘙痒、哮喘、鼻子痒、不断打喷嚏、鼻塞等症状；消化影响主要表现为恶心、呕吐、腹痛、腹泻等。

中医认为，过敏与体质有关，如呼吸、鼻息类的过敏多与肺有关；消化类的过敏多与脾胃有关。按摩主要解决这几方面的问题。

处方

1.补肺经、补脾经、补胃经、捏脊、退六腑、按揉膀胱经。

2.推荐食材：红枣、蜂蜜、生姜、西红柿、西蓝花、葡萄等抗过敏食物。

3.禁忌食材：容易导致过敏的食物，如海螃蟹、海鱼等海产品，以及鸡蛋、牛奶等。

4.按摩时间与次数：每天早晚各1次。

5.按摩介质：滑石粉。

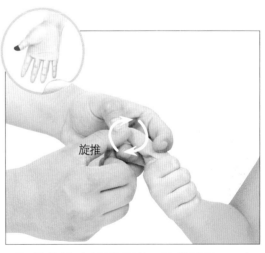

旋推

旋推

1 **补肺经**：用拇指螺纹面旋推肺经100次。肺经在双手无名指末节螺纹面。

2 **补脾经**：用拇指螺纹面旋推脾经100次。脾经在双手拇指末节螺纹面。

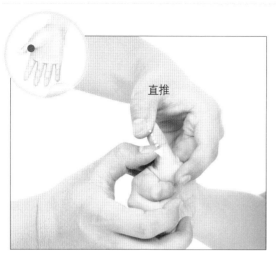

3 补胃经: 用拇指螺纹面向指根方向直推胃经100次。胃经在双手拇指掌面近掌端第1节。

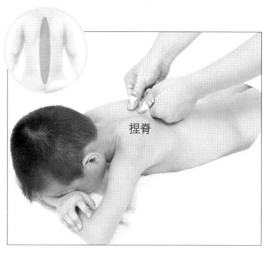

4 捏脊: 用拇指桡侧缘顶住皮肤,食、中二指前按,三指同时用力提拿肌肤,双手交替捻动,自下而上,向前推行,每捏3次,向上提拿1次。共操作3~5遍。脊柱是指大椎至龟尾连成的一直线。

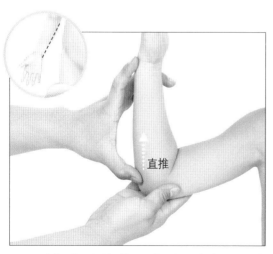

5 退六腑: 用拇指面自肘向腕直推六腑30次。六腑在前臂尺侧,阴池至肘成一直线。

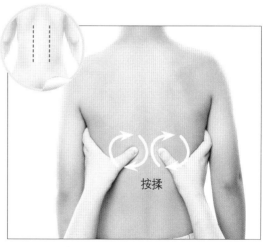

6 按揉膀胱经: 用双手拇指螺纹面顺时针按摩膀胱经循行部位1次。背部膀胱经在背部脊柱两侧。

帮宝宝摆脱爱上火体质

宝宝上火的表现不同，原因也不同。我们说，宝宝心、肝常有余。

心有余就会有心火，这时候宝宝的舌尖是红红的，还会有"草莓舌"、口疮、小便短赤、心烦、爱哭闹的表现。

肝火旺时，宝宝通常表现为眼角眼屎多，怕热，睡觉时爱踢被子，入睡难，睡着后爱出汗，后半夜睡不好。

宝宝口角发白，口臭，舌苔黄腻，多是由于脾胃有热、积食化热。

大肠积热，可能是吃了辛辣的食物，或热邪或肺热转移到大肠，宝宝的表现为肛门发热发红，还有便秘现象，大便一粒一粒的。

肺热的宝宝会表现出咳嗽、咳痰、咽喉痛、发热，容易引起扁桃体炎、腺样体肥大等。

还有一种情况是五心烦热，即两手心、两脚心、心胸烦热，干热，晚上也睡不踏实，这是阴虚上火的表现，要滋阴降火，清肝理脾。

处方

1. 心火旺，清心经；肝火旺，清肝经；脾胃有热，清胃经；大肠热，清大肠；肺热，清肺经；五心烦热，补肾经。
2. 按摩时间与次数：以上穴位每天300次，分2~3次完成。
3. 按摩介质：滑石粉。

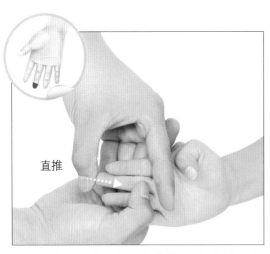

1 **心火旺，清心经**：向指根方向直推心经300次。心经在双手中指末节螺纹面。

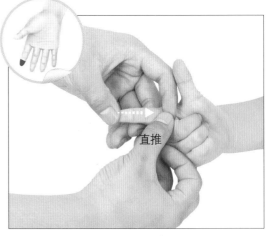

2 **肝火旺，清肝经**：向指根方向直推肝经300次。肝经在双手食指末节螺纹面。

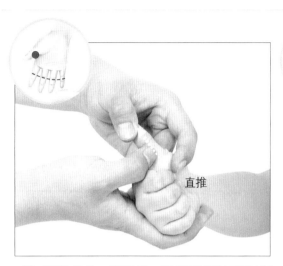

直推

3 脾胃有热,清胃经:用拇指螺纹面向指尖方向直推胃经 300 次。胃经在双手拇指掌面近掌端第 1 节。

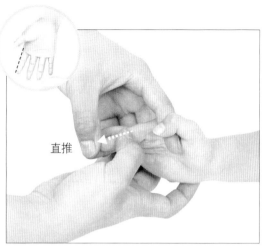

直推

4 大肠热,清大肠:用拇指螺纹面从虎口直推向食指尖 300 次。大肠在双手食指桡侧缘,自食指尖至虎口成一直线。

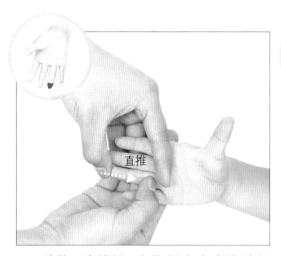

直推

5 肺热,清肺经:向指根方向直推肺经300 次。肺经在双手无名指末节螺纹面。

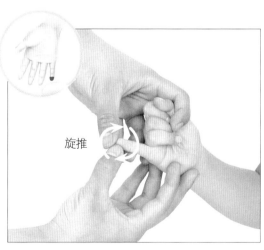

旋推

6 五心烦热,补肾经:用拇指螺纹面旋推肾经 300 次。肾经在双手小指末节螺纹面。

常按摩，摆脱生长痛

小儿生长痛是宝宝在生长发育过程中常见的一种现象，多发生于 10 岁左右，男宝宝的发病率大于女宝宝。主要表现为膝前部疼痛，胫骨结节肿大，疼痛呈无规则间歇发作，跑跳运动时疼痛加剧，休息后疼痛减轻。

按摩可缓解小儿生长痛症状。

处方

1. 按揉髌骨周围、点揉鹤顶、搓腘窝、点承山、屈膝屈髋、点绝骨。

2. 推荐食材：含有弹性蛋白和胶原蛋白、维生素 C 的食物，如牛奶、骨头、鸡蛋、菠菜、橘子。

3. 按摩时间与次数：每天按摩 1 次，每次 30 分钟左右，疼痛处不要用力按压。

4. 按摩介质：滑石粉。

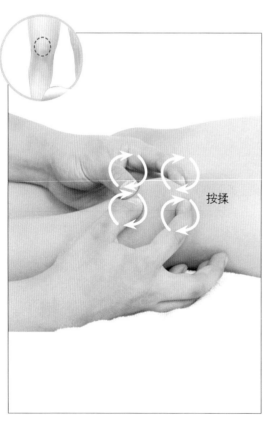

按揉

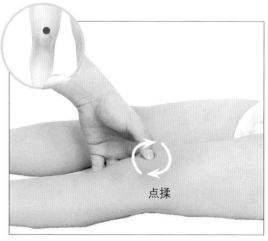

点揉

1 **按揉髌骨周围：**妈妈用手指在宝宝髌骨周围反复按揉。用手指拿揉胫骨两侧肌肉，然后用两手掌在小腿内外侧来回搓。

2 **点揉鹤顶：**膝部正中骨头上缘正中凹陷处即是鹤顶；用拇指指腹点揉 50 次。

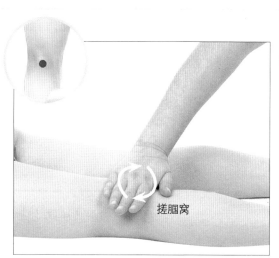

3 **搓腘窝:** 在宝宝大腿和小腿后施拿揉法,搓膝腘窝处。

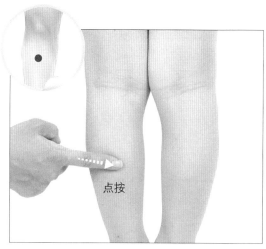

4 **点承山:** 用食指指腹点按承山 30 次。膝盖后面凹陷中央的腘横纹中点与外踝尖连线的中点处即是承山。

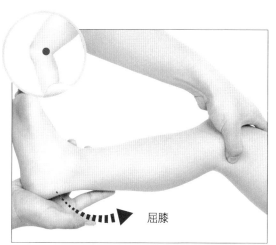

5 **屈膝屈髋:** 宝宝仰卧,膝关节做屈膝屈髋动作 5~10 次。

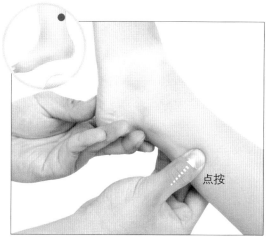

6 **点绝骨:** 用大拇指指腹点按绝骨 30 次。绝骨在小腿外侧,外踝尖上 3 寸,腓骨前缘。

补气血，改善宝宝手脚发凉

宝宝手脚发凉，可能是给宝宝穿少了。在给宝宝添加衣物后，如果手脚依然发凉，或者是经常手脚冰凉，可能是气血不足、阳气虚弱的原因，小宝宝是"稚阴稚阳"之体。精、血、津液等还未发育完全，气血还不充足。如果手脚凉和其他症状一起出现，比如发热、全身出汗等，这就有可能是由感冒引起的。

按摩应以补气血、升阳气为主要目的，促进血液循环，强化宝宝体质，让宝宝气血足，身体强健不生病。

处方

1. 按揉大椎、推三关、推大横纹、揉脐、补脾经、推四横纹。
2. 推荐食材：红枣、猪肝、鸡肝、牛肉、鸭血、木耳等。
3. 按摩时间与次数：每天按摩早晚各 1 次。
4. 按摩介质：滑石粉。
5. 护理细节：如果宝宝贫血，可根据医嘱给宝宝服用补铁口服液。

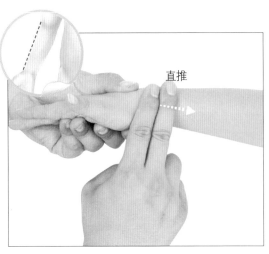

1 按揉大椎：用拇指螺纹面按揉大椎 30 次。大椎在项背部脊柱区，第 7 颈椎棘突下凹陷中，后正中线上。

2 推三关：用拇指桡侧面或食、中指面自腕向肘推三关 10 次。三关在前臂桡侧，阳池至曲池成一直线。

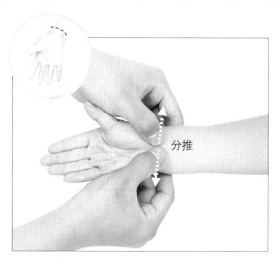

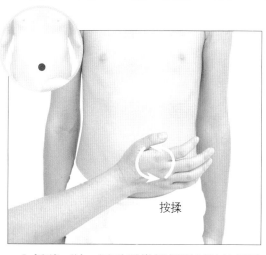

3 推大横纹:两拇指自掌后横纹中(总筋)向两旁分推大横纹 30~50 次。仰掌,双手掌后横纹即大横纹。

4 揉脐:以一只手手掌根部逆时针按揉脐部 100 次。

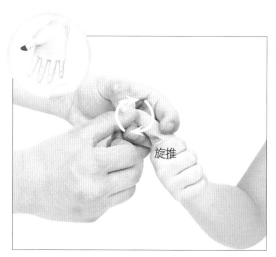

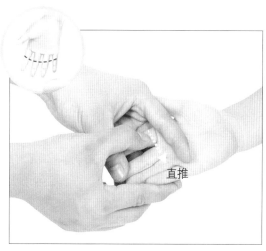

5 补脾经:用拇指螺纹面旋推脾经 100 次。脾经在双手拇指末节螺纹面。

6 推四横纹:用拇指螺纹面从食指横纹推向小指横纹 100~300 次,叫作推四横纹。四横纹在双手掌面食、中、无名、小指近端指间关节横纹处。

脊柱保健，让宝宝站得直、不驼背

宝宝常因坐姿不良或长时间单肩背书包而出现脊柱侧弯、双肩不对称等问题，这不仅会影响宝宝发育，严重时还会影响宝宝的心肺功能。

为了避免这种问题出现，可采用一些按摩手法，帮助宝宝预防脊柱畸形。

处方

1. 掌推腰骶部，揉脊柱两侧、按压脊柱，点揉命门，屈膝屈髋拉法，捏脊，拿肩。
2. 推荐食材：保持饮食均衡，营养丰富。
3. 按摩时间与次数：每天1次，持之以恒。
4. 按摩介质：滑石粉。
5. 护理细节：妈妈平时要引导宝宝保持正确的坐姿。

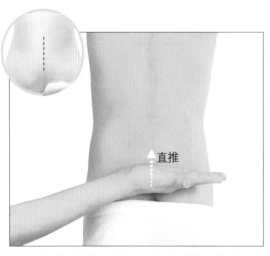

1 掌推腰骶部：用小鱼际沿背部到腰骶部施掌推法数遍。

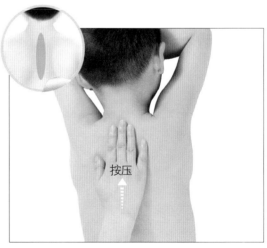

2 揉脊柱两侧、按压脊柱：从背部胸椎到腰骶部沿脊柱两侧施掌根揉法数遍，然后用掌根交替在脊柱上施按压法。

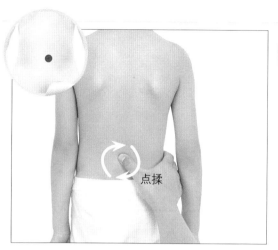

3 **点揉命门:** 用拇指螺纹面点揉命门1分钟。命门在肚脐水平线与后正中线交点, 按压有凹陷处即是。

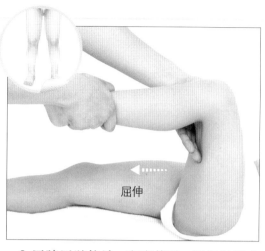

4 **屈膝屈髋拉法:** 宝宝仰卧, 妈妈站于宝宝脚底方向, 做屈膝屈髋拉法数遍。

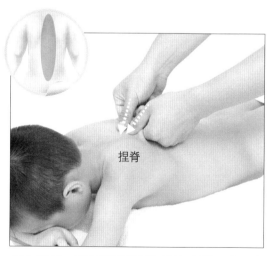

5 **捏脊:** 用拇指桡侧缘顶住皮肤, 食、中二指前按, 三指同时用力提拿肌肤, 双手交替捻动, 自下而上, 向前推行, 每捏3次, 向上提拿1次。共操作3~5遍。脊柱是指大椎至龟尾连成的一直线。

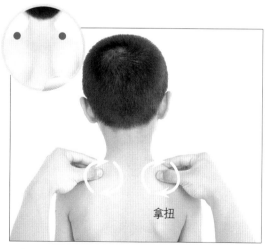

6 **拿肩:** 妈妈用双手拿于宝宝两肩部左右施扭法, 左右各10遍。

图书在版编目 (CIP) 数据

妈妈给宝贝做按摩 / 查炜主编 . -- 南京：江苏凤凰科学
技术出版社 , 2017.1
（汉竹·健康爱家系列）
ISBN 978-7-5537-7299-8

Ⅰ . ①妈… Ⅱ . ①查… Ⅲ . ①婴幼儿－按摩－基本知
识 Ⅳ . ① R174

中国版本图书馆 CIP 数据核字 (2016) 第 238352 号

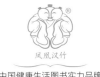

中国健康生活图书实力品牌

妈妈给宝贝做按摩

主　　　编	查　炜	
编　　　著	汉　竹	
责 任 编 辑	刘玉锋　张晓凤	
特 邀 编 辑	尤竞爽　高　原　王　燕	
责 任 校 对	郝慧华	
责 任 监 制	曹叶平　方　晨	

出 版 发 行	凤凰出版传媒股份有限公司
	江苏凤凰科学技术出版社
出版社地址	南京市湖南路 1 号 A 楼，邮编：210009
出版社网址	http://www.pspress.cn
经　　　销	凤凰出版传媒股份有限公司
印　　　刷	北京博海升彩色印刷有限公司

开　　　本	720 mm×1 000 mm　1/16
印　　　张	14
字　　　数	100 000
版　　　次	2017 年 1 月第 1 版
印　　　次	2017 年 1 月第 1 次印刷

标 准 书 号	ISBN 978-7-5537-7299-8
定　　　价	39.80 元

图书如有印装质量问题，可向我社出版科调换。